PRENEZ VOTRE SANTÉ EN MAIN !

Paru au Livre de Poche :

LE MEILLEUR MÉDICAMENT, C'EST VOUS !

DOCTEUR FRÉDÉRIC SALDMANN

PRENEZ VOTRE SANTÉ EN MAIN !

ALBIN MICHEL

ISBN : 978-2-253-18790-5 – 1re publication LGF

À Sixtine

PRÉFACE

> *« La santé est le premier devoir de la vie. »*
>
> Oscar Wilde

Lorsque Batman revêt sa fameuse combinaison bleu-noir, une force décuplée s'empare de lui et le rend invincible, paré à affronter les pires dangers. Et si, à son image, nous devenions des super-héros de notre santé, invulnérables aux agressions qui peuvent nous abîmer ou nous détruire ? Les plus fatalistes d'entre vous se diront qu'il s'agit là de science-fiction, et que nous ne pouvons rien faire dès lors qu'une maladie nous « tombe » dessus. Ou encore, que certains sont génétiquement mieux lotis que d'autres...
Pourtant, nous possédons cette combinaison, mais elle est cachée au plus profond de nous. Il suffit de savoir où elle se trouve pour en bénéficier. Notre armure est en effet composée d'un impressionnant réseau : 639 muscles et plus de 70 000 kilomètres de nerfs parcourent notre corps. Nous disposons de moyens pour repérer les « bons » muscles et les nerfs « clés » que nous devons réveiller et activer pour être en bonne santé.

Dans cet ouvrage, je vais vous donner des conseils pour vous prémunir contre de nombreuses maladies et vous soigner autrement. Il s'agit là d'une manière différente de penser la médecine, en utilisant nos propres ressources pour construire et renforcer notre bouclier contre les agressions. Notre corps et notre esprit, qui interagissent sans cesse, sont de véritables trésors, que nous devons connaître et entretenir tous les jours.
Ces conseils sont regroupés en cinq parties, qui sont les piliers d'une bonne santé : l'alimentation, la gestion de notre corps, les soins quotidiens à lui apporter, l'entretien de notre cerveau et enfin, les secrets de la maîtrise de soi et de l'optimisme. Je vous apprendrai également les notions essentielles à connaître pour dynamiser au mieux votre organisme. Il ne s'agit pas de se substituer à votre médecin traitant et je vous invite à lui demander son accord pour appliquer les conseils qui suivent.
Grâce à ce livre, vous allez devenir votre propre coach santé. Progressivement, vous viderez vos armoires à pharmacie. En suivant mes instructions, vous sentirez votre volonté monter en puissance et votre énergie vous donner des ailes. Se sentir en forme, serein et détendu, c'est la clé de l'équilibre et du bonheur. Et le bonheur est justement l'un des meilleurs remèdes contre l'usure de nos cellules. Il se crée alors un cercle vertueux, qui ouvre la voie pour vivre longtemps en bonne santé.

Chapitre 1

BIEN S'ALIMENTER

« Que ton aliment soit ta seule médecine ! »

Hippocrate

Ce que vous devez savoir sur votre poids

Vous connaissez cette sensation désagréable, celle de ne plus pouvoir contrôler la situation. Vous avez beau savoir que vous devez perdre du poids, vous êtes conscient de l'apport calorique excessif des aliments que vous ingurgitez, et pourtant rien n'y fait. Comme emportées par un torrent violent, vos digues de contrôle cèdent. Vous vous lâchez complètement et ne vous arrêterez que lorsque vous sentirez votre estomac au bord du malaise. Le plaisir ressenti est bien éphémère. Il est vite gâché par un sentiment de culpabilité et d'impuissance qui accompagne ce déluge alimentaire. Puis vous jurez que vous redresserez la barre demain, en démarrant un régime « pour de bon », ou en faisant attention. Mais comme d'habitude, vos résolutions s'évanouissent et vous vous en voulez encore plus.

Vous n'êtes pas coupable de ces comportements alimentaires anarchiques. Le pouvoir de votre volonté n'est tout simplement pas assez entraîné pour contrer les mécanismes physiologiques puissants qui provoquent ces épisodes de suralimentation. Dans ces moments-là, vous êtes comme sous l'action d'une drogue qui bloque votre libre arbitre. Le goût sucré entretient l'envie de sucre, le gras également. Durant un court laps de temps, vous êtes soumis à des aléas impossibles à maîtriser. Ajoutez à cela une vie quotidienne où le stress, la fatigue et le manque de temps prédominent et le tour est joué : vous mangez n'importe comment et vous prenez du poids. Il est temps d'agir ! Il n'est pas question de commencer une psychothérapie ou une psychanalyse pour savoir pourquoi vous n'arrivez pas à maigrir. Les études ont d'ailleurs montré que les résultats obtenus ne sont pas vraiment convaincants. Ce n'est pas dans votre tête que cela se passe, c'est dans votre corps tout entier.

L'indice de masse corporelle (IMC)

D'ordinaire, on utilise l'IMC pour définir la surcharge pondérale. Le calcul est simple : il suffit de diviser le poids en kilos par la taille en mètre élevée au carré et l'on obtient le résultat :
Entre 16,5 et 18,5 : maigreur
Entre 18,5 et 25 : corpulence normale
Entre 25 et 30 : surpoids
Au-dessus de 30 : obésité
Au-delà de la traditionnelle « excuse » de ceux qui prétendent avoir un squelette massif, ce calcul comporte des limites. Les muscles pèsent en effet plus lourd que la graisse. Un sportif accompli possédera donc un IMC élevé alors qu'il ne présente aucun excès de graisse. Pour faire la différence, il existe des balances dites « à impédancemétrie », qui mesurent la masse grasse et la masse musculaire.

Le tour de taille conditionne l'espérance de vie

Si le tour de taille en centimètres représente 80 % de la taille en hauteur, le risque est de mourir dix-sept ans plus tôt que la moyenne. Des scientifiques d'Oxford ont découvert ce lien effrayant qui permet une autre mesure de la surcharge pondérale. Le critère retenu est le rap-

port entre la taille et la circonférence abdominale prise juste au-dessus du nombril. Il faut poser le mètre de couturière là où le ventre est le plus gros. Cette donnée est importante parce qu'elle apporte un nouvel éclairage.
Selon la répartition de la graisse dans le corps, le risque pour la santé n'est pas le même. Globalement, celle qui s'étale sur le ventre augmente en flèche les risques de maladies cardiovasculaires et de diabète, ce qui n'est pas le cas pour la graisse située sur les fesses et les cuisses. Des chercheurs ont même découvert que les femmes pourvues de « grosses fesses » bénéficiaient d'une meilleure protection cardiovasculaire ! Les études ont souligné que le tour de taille devait se situer en dessous de 94 centimètres chez l'homme et 80 centimètres chez la femme. Le tour de taille idéal devrait correspondre à la taille divisée par deux.

Le nerf vague : le frein puissant pour un poids optimal

« La chirurgie bariatrique est actuellement un moyen clé de lutte contre l'obésité arrivée au stade de maladie. Cette chirurgie consiste en grande partie à diminuer la taille de l'estomac qui reçoit les aliments de façon à transmettre au cerveau une sensation de satiété rapide et efficace. Le nerf vague intervient directement dans le mécanisme de la satiété et sa conservation est essentielle à la bonne qualité des résultats. Le nerf vague assurant la liaison estomac-cerveau, sa connaissance anatomique minutieuse est fondamentale à la réussite de cette chirurgie. »[1]

---

1. Professeur Jean-Marc Chevallier, Chirurgie digestive et de l'obésité, Hôpital Européen Georges Pompidou, Paris.

Sans le savoir, vous disposez d'un frein puissant pour stopper net vos pulsions alimentaires et reprendre la situation en main. Ce précieux allié, c'est le nerf vague. Il suffit de savoir l'activer en des points précis pour qu'il démontre son efficacité sur l'appétit. Le nerf vague porte deux autres noms synonymes : le X (dix) ou le nerf pneumogastrique. Il représente la principale voie de communication entre le tube digestif et le cerveau : en effet, 90 % de ses fibres sont consacrées à cette liaison. Son rôle est d'autant plus déterminant qu'au niveau du tube digestif sont logés des centaines de millions de neurones ; c'est la raison pour laquelle on parle du ventre comme de notre « deuxième cerveau ». En pratique, des informations sont donc transmises du tube digestif au cerveau par ce gros câble électrique.

Autre donnée essentielle, le nerf vague intervient également au niveau de la sécrétion de sérotonine. La sérotonine est produite à 95 % au niveau digestif. Elle agit comme une hormone responsable de la bonne humeur et du contrôle de l'alimentation. Il faut souligner les travaux scientifiques récents réalisés à l'université de Montréal qui montrent que la stimulation du nerf vague a un effet antidépresseur, ce qui contribue à un meilleur contrôle des prises alimentaires. Le nerf X intervient également à d'autres niveaux : pour avaler, parler, respirer, contrôler la fréquence cardiaque, diminuer les phénomènes inflammatoires, et même augmenter l'immunité.

Des chirurgiens ont étudié l'effet de la stimulation du nerf vague pour maigrir et ne plus regrossir. Ils ont sélectionné des sujets atteints d'obésité morbide (IMC > 40) sur lesquels ils ont implanté des pacemakers provoquant des stimulations électriques à répétition du nerf vague. Les résultats ont montré l'efficacité de cette technologie. Ces travaux scientifiques ont surtout per-

mis d'établir un parallèle physiologique entre la stimulation du nerf vague et la perte de poids.
Dès lors qu'il est activé, le nerf vague agit à deux niveaux : il apporte une sensation digestive de plénitude, comme après un repas copieux, ainsi qu'un sentiment de bien-être et de relaxation lié à la sécrétion de sérotonine.
En lisant cela, vous comprenez mieux pourquoi, lorsqu'un sujet se « jette » sur des aliments, la sensation de faim est augmentée par un état anxieux et de mal-être. Les aliments sont alors chargés d'éteindre ce malaise, comme des pompiers aspergent d'eau un incendie. C'est pour cette raison que certains mangent très vite, afin de se calmer et d'abréger cet épisode. La stimulation du nerf vague arrive au même résultat, mais sans les calories ! Elle permet de reprendre la main sur son corps, à la manière d'un accordeur de piano. Le système parasympathique réendosse son rôle de frein naturel par rapport à une alimentation excessive. Des exercices simples peuvent vous permettre de contrôler votre nerf vague, comme nous allons le voir ensemble.

Sympathique, parasympathique

Notre corps est régi par deux systèmes fondamentaux. Le premier est le système nerveux sympathique, qui sert à réagir en cas de danger : il permet de se battre ou de fuir. C'est lui qui provoque la sécrétion d'adrénaline, la fameuse hormone du stress. Le flux sanguin est alors dirigé de préférence vers le cœur, le cerveau et les muscles. Si j'établis un parallèle avec la médecine chinoise, je pense au yang (activité, mouvement, réaction). Le second est le système nerveux parasympathique, qui utilise le nerf vague. Il sert à se détendre, à diminuer la fréquence cardiaque, et à rendre la respiration plus paisible. Je pense alors au yin (lenteur, décroissance). Des neurotransmetteurs sont sécrétés par le parasympathique, comme l'acétylcholine ou la sérotonine. Mais à l'extrême, si la détente est trop importante et le nerf vague surstimulé, il peut se produire un évanouissement, appelé malaise vagal, qui est impressionnant mais sans gravité. En médecine chinoise, nous revenons alors au yang, car yin et yang sont indissociables.

Méthode dite de « la grosse bouchée »

La « grosse bouchée » déclenche une stimulation du nerf vague très marquée au niveau digestif. Elle permet de bénéficier d'un puissant effet coupe-faim et de participer au rééquilibrage des pulsions alimentaires. Il existe deux façons d'y arriver. Dans tous les cas, il faut pratiquer cet exercice avant les repas, tranquillement installé en position assise.

La première méthode consiste à remplir sa bouche avec un mélange d'eau tiède en veillant à bien gonfler les joues. Il est important que la langue soit complètement immergée. La bouche pleine doit être maintenue fermée avec les joues bien tendues durant trois minutes. Pendant ce temps, vous devez respirer tranquillement et profondément par le nez, le plus lentement possible.

L'autre solution est de provoquer une hypersalivation pour remplir progressivement sa bouche jusqu'à avoir la cavité buccale sous tension. Comme pour la première technique, la langue doit être immergée et vous devez tenir trois minutes, en veillant à respirer lentement et amplement. Pour vous aider à saliver, fermez les yeux et imaginez que vous buvez un jus de citron pur. Sachant que nous produisons naturellement

chaque jour environ 1 litre de salive, vous pouvez y arriver facilement.
À l'issue des trois minutes, vous pouvez recracher le contenu de votre bouche ou l'avaler par petites gorgées. Le résultat est étonnant : la sensation de faim a disparu, pour être remplacée par un sentiment de plénitude. Tant que vous n'avez pas repris les commandes de vos apports alimentaires, vous pouvez recommencer cet exercice avant chaque repas.
Pour comprendre la rapidité d'action de cette méthode, il faut garder en mémoire que les messages transmis par les nerfs atteignent des vitesses fulgurantes, pouvant aller jusqu'à 400 km/h. Le nerf vague stimulé réagit au quart de tour, en envoyant des influx au cerveau pour freiner l'appétit tout en provoquant la sécrétion de sérotonine. Il est possible qu'en dehors de l'activation du nerf vague, d'autres mécanismes interviennent : par exemple, la cavité buccale peut représenter dans notre inconscient l'équivalent de l'estomac. Il existe dans les parois de l'estomac des récepteurs à la pression qui envoient un message de satiété quand celui-ci est trop plein. La bouche bien remplie relaye alors un signal analogue de satiété au niveau du cerveau, qui renforce l'effet du nerf vague.

Coup de poing pour ventre plat

Exercez-vous à contracter le ventre comme si vous vous apprêtiez à recevoir un coup de poing. Cette contraction musculaire permet d'obtenir une bonne stimulation du nerf vague. Une fois que vous êtes prêt, administrez-vous un très léger coup de poing sur cette zone pour tester la résistance ainsi constituée. Répétez cet exercice une deuxième fois, mais sans vous donner le petit coup de poing, et cela quinze fois de suite, trois fois par jour avant les repas. En dehors de l'effet coupe-faim et du bien-être obtenus, vous agirez de façon efficace pour stimuler les muscles et avoir en permanence un ventre plat. Pour réaliser l'exercice dans les meilleures conditions, il est préférable de ne pas ressentir de gêne au niveau de la zone ventrale. Si cela est nécessaire, déboutonnez votre pantalon ou votre jupe afin de mieux respirer. L'exercice est effectué en position assise.

Attention au X !

Toutes ces méthodes s'avèrent très efficaces. Mais attention, le nerf vague agit de façon puissante. Dans tous les cas, vous demanderez à votre médecin traitant s'il n'y a pas de contre-indication à utiliser ces techniques. En cas de malaise vagal, qui se traduit par l'impression que l'on va s'évanouir, il faut stopper l'exercice. Pour information, en cardiologie, nous utilisons la stimulation du nerf vague par simple pression des doigts pour arrêter certaines crises de tachycardie (battements du cœur trop rapides). Les points de stimulation sont différents et réservés aux médecins ou aux patients qui ont appris à s'autotraiter en cas de crise. Ces zones se situent par exemple au niveau du cou.

Le pancréas : le contrôle du sucre

Le pancréas est un organe vital, ce qui explique le redoutable diagnostic du cancer du pancréas, souvent irréversible. Le pancréas se situe au plus profond de l'abdomen, derrière l'estomac. Il mesure 15 centimètres sur 3 et pèse environ 50 grammes. C'est lui qui fournit l'insuline qui absorbe le sucre et les enzymes (lipases) pour digérer les graisses. Si l'on se nourrit trop, cette petite glande délicate est débordée par le travail à fournir.

Les études ont montré que l'obésité multiplie par 2,6 le risque de cancer du pancréas. L'excès de mauvaises graisses aboutit à une véritable toxicité, qui use prématurément les cellules pancréatiques chargées de digérer les graisses. De même, le diabète augmente aussi le risque de cancer du pancréas. Adopter une alimentation saine, en privilégiant des aliments à index glycémique bas (voir *infra*), permet de faire travailler tranquillement votre pancréas. En le préservant, les risques d'obésité, de diabète et de cancer chuteront.

Le sucre : la juste dose

Entre le milieu du XIXe siècle et aujourd'hui, sa consommation a été multipliée par cinq : nous sommes passés de 5 kilos par habitant et par an à 25 kilos. Notre organisme sait faire face à des manques, mais pas à l'excès. La montée en puissance du diabète, des maladies cardiovasculaires et de certains cancers est en corrélation directe avec cette consommation trop importante. Le sucre apparaît également comme un accélérateur du vieillissement : des études scientifiques montrent qu'il favorise l'apparition de rides précoces au niveau du visage. Le sucre est un aliment nécessaire, mais pas en excès. Il faut retrouver une juste modération. Nous verrons plus loin les aliments qui possèdent un index glycémique bas et que vous pouvez mettre à votre menu. Je dois aussi souligner que le sucre blanc présente les mêmes caractéristiques que le sucre brun. La couleur brune correspond soit à des impuretés, soit à de la mélasse utilisée comme colorant. Le miel contient lui aussi une quantité de glucides non négligeable (81 %).

La ménopause ne fait plus grossir

Des travaux scientifiques australiens viennent de mettre en évidence que contrairement aux idées reçues, la ménopause ne fait pas grossir. Les modifications hormonales ne provoquent pas en elles-mêmes une augmentation du poids. En revanche, la baisse des œstrogènes aboutit à une modification de la localisation des graisses, dont une partie migre des hanches vers le ventre. L'excès de poids, quand il se produit, est lié à une baisse de l'activité physique associée à un excès d'apport en aliments gras et sucrés. Il est possible aussi que la ménopause déclenche des phénomènes d'anxiété et de dépression qui poussent à davantage de pulsions alimentaires pour compenser. C'est justement le point crucial.

L'activité physique quotidienne permet de maintenir une bonne musculature et de bénéficier d'une peau plus ferme et mieux tendue. Je recommande en particulier de pratiquer dix minutes d'haltères par jour, en augmentant progressivement la charge pour muscler la zone très sensible qui se trouve sur la face intérieure des bras. Ces exercices permettent d'éviter l'« effet chauve-souris », qui donne un terrible coup de vieux et s'avère inesthétique au possible. Un corps plus tonique renvoie une meilleure image de soi et évite que les graisses ne s'accumulent sur le ventre. De plus, grâce aux hormones du bonheur (les endorphines) libérées lors de l'activité physique, les pulsions alimentaires s'estompent.

Perdre des calories en ayant peur

A priori, regarder la télévision sans rien faire, assis dans un fauteuil, ne fait pas maigrir, d'autant que la tentation de grignoter est grande. Une équipe de scientifiques britanniques a cependant réalisé une

ne contrôlerez plus du tout la situation. Commencez par prendre un grand verre d'eau et préférez les tomates cerises...

Trente-deux dents

Au XVIIIe siècle, le docteur Fletcher, spécialisé dans l'étude de l'agriculture et de la nutrition, avait constaté que plus on mâchait les aliments, plus on maigrissait. Il recommandait même de mâcher trente-deux fois, ce qui correspond au nombre de nos dents... En pratique, la mastication permet de stimuler la production de substances naturelles qui diminuent l'appétit. Des études scientifiques ont montré que l'on pouvait réduire jusqu'à 15 % ses apports caloriques grâce à une bonne mastication.
En 2013, le professeur Zhu a noté que le fait de mâcher quarante fois chaque bouchée permettait de faire chuter la ghréline, améliorait l'absorption du glucose et faisait que l'on se préoccupait ainsi moins de la nourriture. Manger plus lentement permet aussi une meilleure stimulation du centre de l'appétit, car les messages ont plus de temps pour arriver jusqu'au cerveau. Enfin, un autre effet bénéfique d'une mastication de qualité est l'augmentation des sécrétions enzymatiques, qui favorisent une meilleure digestion des aliments coupés plus petits en bouche. Le résultat est une diminution nette des gaz intestinaux, et donc un ventre plus plat.
Sans aller jusqu'aux extrémités de trente-deux à quarante mastications, je vous propose de compter en combien de bouchées vous avalez. Multipliez ce chiffre par deux et vous aurez tout bon. Enfin, choisissez plutôt des aliments fermes. En mangeant mou ou liquide, notre système digestif dépense moins d'énergie qu'en consommant des aliments solides.

Débusquer les médicaments qui font grossir

« Je n'arrive pas à maigrir, je n'y comprends rien, et pourtant je fais très attention. » J'ai souvent entendu cette phrase en consultation et j'ai constaté que mes patients avaient souvent raison. Ils suivaient sérieusement leur régime. Néanmoins, aucune perte de poids ne s'affichait sur la balance. Quand les kilos sont toujours là malgré le régime et l'exercice physique, il faut en rechercher la cause. En dehors des problèmes thyroïdiens, je porte toute mon attention sur les médicaments que prend un patient qui n'arrive pas à perdre du poids. C'est comme vouloir accélérer avec le frein à main bloqué. Certains médicaments agissent sur le poids de plusieurs manières à titre d'effets secondaires. Ils peuvent augmenter l'appétit de façon significative, favoriser les rétentions d'eau ou ralentir le métabolisme, ce qui cause l'accumulation des graisses.

À titre indicatif, je souhaite vous citer les principaux types de médicaments en cause et vous invite en cas de doute à en parler à votre médecin traitant. La cortisone est d'une grande efficacité contre l'inflammation mais elle aiguise l'appétit et favorise la rétention d'eau. Voilà pourquoi cette médication est toujours associée à un régime sans sel. Certains traitements antihypertenseurs – comme les bêtabloquants – ou antidiabétiques sont parfois en cause dans la prise de poids. Plus récemment, des chercheurs ont mis en évidence que les sujets qui prenaient régulièrement des antihistaminiques pour traiter leurs allergies étaient plus susceptibles d'augmenter leur poids. Il est possible que ces médicaments interfèrent avec des récepteurs à l'histamine dans le cerveau, ce qui aurait pour conséquence une augmentation de l'appétit et le ralentissement du métabolisme. Une étude américaine a montré que 45 %

des 867 sujets étudiés, consommateurs d'antihistaminiques, présentaient un excès de poids par rapport à 30 % d'une population témoin qui n'en prenait jamais. Il est aussi possible que les médicaments induisant un certain degré de somnolence (anxiolytiques, etc.) incitent à moins se déplacer et à réduire son activité physique.

L'odorat : notre guide

Nos sens peuvent servir de stimulants de l'appétit, mais également intervenir comme des coupe-faim naturels. Nous sommes spontanément guidés par l'aspect des aliments. Imaginez un jambon non pas rose mais de couleur grisâtre : il vous tentera beaucoup moins, et pourtant sa couleur naturelle n'est pas le rose. De même, un pain ne fait plus envie s'il est rassis ou mou. Mais c'est sans nul doute l'odorat qui sert d'accélérateur ou de frein au niveau de l'appétit et est le sens le plus précieux pour contrôler nos quantités alimentaires. L'odeur douteuse d'un poisson freinera définitivement vos ardeurs.

Le bouquet de menthe

Des travaux scientifiques ont porté sur un geste à la fois simple et efficace. Il consiste à placer au centre de la table un pot de menthe fraîche. L'odeur qui s'échappe des feuilles entraîne une baisse de l'appétit. N'hésitez pas à détacher une feuille en début de repas pour la sentir. Pour ne rien perdre, vous pouvez également terminer le repas en remplaçant le dessert par une infusion de menthe fraîche, qui représente un apport calorique nul, à condition de ne pas être sucrée. De plus, cela contribuera à vous procurer une haleine fraîche. Si les autres convives prennent un dessert, vous ne risquerez pas la frustration : le fait de boire une tisane vous donne

En rouge et noir

Une équipe scientifique d'Oxford a travaillé sur l'incidence des couleurs sur la prise alimentaire. Il est clairement ressorti que la couleur rouge avait la capacité de donner de l'appétit, surtout lorsque les assiettes et les couverts étaient de cette couleur. Ils ont remarqué qu'un yaourt paraissait moins sucré quand on le mangeait avec une cuillère noire et plus salé lorsqu'elle était bleue.

une contenance, augmente votre hydratation et votre satiété.
Je vous propose un petit jeu. Au moment où les autres engloutissent leur pâtisserie, décrivez le plaisir intense que vous avez à boire cette tisane naturelle, son odeur, son goût... Vous allez vite faire des jaloux ! Il existe dans le plaisir une dimension subjective sur laquelle vous pouvez jouer. Enfin, il faut préciser qu'une étude scientifique concernant les effets de l'inhalation de la menthe poivrée sur le poids a montré que les sujets qui la respiraient au cours des repas réduisaient en moyenne leurs apports de 2 800 calories par semaine, ce qui est loin d'être négligeable (cela représente en effet l'apport calorique quotidien moyen nécessaire chez l'homme).

Gare aux décibels !

Quand les décibels augmentent, les sensations gustatives s'estompent, ce qui conduit à rechercher des artifices qui font grossir pour relever les plats. La salière, les sauces en tous genres viennent ainsi à la rescousse. Je me méfie beaucoup des restaurants trop bruyants, où les clients finissent par ne plus savoir ce qu'ils mangent.

Les repères du goût disparaissent et il est très difficile de contrôler ce que l'on absorbe, le tout dans un contexte d'excitation. Il a également été observé que plus la lumière était tamisée, plus nous perdions nos repères alimentaires, dont les codes couleur des aliments. Il est donc important de manger dans une pièce calme et suffisamment éclairée.

La règle des cinq minutes

Seulement sept secondes sont nécessaires pour qu'un aliment passe de la bouche à l'estomac. Ce laps de temps est très court et montre à quel point notre ventre peut se remplir à toute vitesse. Certains mangent à la manière d'un bébé qui tète son biberon : rapidement dans la bouche et aussitôt avalé. La nourriture déclenche comme un réflexe de succion. Les « mangeurs rapides » finissent toujours leur assiette, même si le plat n'est pas de qualité, avec dans un recoin de leur inconscient une voix maternelle qui leur dit : « C'est bien, tu as tout fini. » Il est évident que ces comportements stéréotypés génèrent au fil des années des kilos qui s'accumulent. Pour s'en sortir, il ne suffit pas d'en avoir conscience. Vous connaissez tous cette fameuse phrase : « Je sais, je prends à peine le temps de mâcher, j'avale trop vite. » Manger ainsi expose aux ballonnements, au reflux gastrique et à la sensation désagréable d'un ventre gonflé et douloureux.

Je vais donc vous rappeler la règle suivante : attendez toujours cinq vraies minutes entre chaque plat, en posant vos couverts. Vous permettez ainsi au message « satiété » d'atteindre le cerveau et de déclencher l'effet coupe-faim. Vous avez probablement vécu l'expérience d'attendre trop longtemps pour un dessert dans un restaurant. Résultat, quand il arrive, vous n'avez plus faim ! En appliquant progressivement la règle des cinq minutes, vous rééduquerez vos centres de l'appétit et de la satiété.

Les antidotes caloriques

Le système limbique a pour fonction de mémoriser ce qui crée des émotions. Imaginez que vous preniez plaisir à manger une part de quatre-quarts. Grâce au système limbique, vous conserverez cette sensation agréable inscrite dans votre mémoire. Si vous avez l'habitude de consommer régulièrement le même gâteau, vous allez mémoriser de façon profonde ce souvenir, comme un sillon qui se creuse un peu plus à chaque fois. À la simple vue de cette pâtisserie, vous y associerez immédiatement les notions de plaisir et de contentement. Pour contrer ce phénomène, il faut déclencher un mécanisme inverse au moment où vous ne pouvez plus maîtriser la situation. Les aliments que vous aimez détiennent en eux le signal qui vous pousse à les consommer, mais aussi l'antidote qui vous permettra de vous en détourner.
Tout d'abord, établissez une liste des aliments qui vous font craquer. Par exemple, quatre-quarts, croissants, charcuterie, chocolat, gâteaux, etc. Il suffit de laisser vieillir un peu le produit que vous aimez pour qu'il dégage son antidote. Je m'explique. Pendant une semaine, laissez votre fameux quatre-quarts rancir, devenir plus dur, perdre de sa saveur. Sept jours plus tard, dites-vous que vous êtes libre de le manger en entier, sans restriction. Au bout de deux bouchées, vous serez écœuré. Vous retrouverez bien sûr le goût que vous aimez, mais il sera mêlé à des saveurs désagréables. Vous associerez cette saveur qui vous rendait esclave de vos envies à une composante spontanément répulsive. Lorsque vous serez en contact avec ce même

aliment, votre cerveau établira une nouvelle association d'idées qui vous immunisera, comme le ferait un vaccin.
Vous pouvez consolider ce nouveau conditionnement mental en recommençant plusieurs fois de suite la même opération, jusqu'au jour où vous ne serez plus du tout tenté. Il existe plusieurs techniques pour que vos aliments préférés révèlent la mauvaise partie d'eux-mêmes. Attention, il n'est pas question de jouer avec votre santé. Ne laissez surtout pas périmer un aliment qui se conserve au frais, au risque de vous rendre malade (charcuterie, par exemple). Pour les crèmes glacées, esquimaux, petits pots de glace, l'astuce est très simple : consommez votre produit dans un bol, mais seulement une fois qu'il est fondu. Vous constaterez que le goût du sucre prédomine et qu'à côté des saveurs que vous appréciez habituellement, d'autres goûts désagréables sont apparus. Les viennoiseries, pains au chocolat, croissants, chaussons aux pommes, peuvent vieillir quelques jours. Le beurre ranci, avec son aspect mou, est un excellent coupe-faim. Enfin, concernant les produits de charcuterie comme les saucissons, rillettes ou pâtés, passez-les deux minutes au micro-ondes, laissez refroidir et goûtez. Vous allez très vite faire la différence !

Goût et dégoût

Réalisez ces exercices comme si vous étiez en phase de désintoxication. Il faut reconditionner votre cerveau en associant un stimulus négatif aux réflexes qui vous poussent vers le produit. Certains d'entre vous ont d'ailleurs déjà fait cette expérience sans s'en apercevoir. Vous avez consommé un aliment « pas frais » (par exemple, un tartare de saumon ou une viande avariée) qui a provoqué une intoxication alimentaire (nausées,

vomissements, diarrhées, etc.). Si l'on vous propose à nouveau le même plat, l'envie ne sera plus là. Le plaisir a été associé à un moment pénible, générant un message qui bloque la pulsion ou tout simplement le besoin de consommer cet aliment. Le circuit de la récompense inconsciente a été déconnecté et vous avez retrouvé votre liberté.
Cette approche est appliquée pour sevrer les alcooliques dépendants. Arrivés à un certain niveau, ils ne peuvent plus du tout se passer d'une consommation excessive de boissons alcoolisées. Des médicaments ont été mis au point, comme le Disulfirame®, et sont utilisés comme adjuvants en prévention des rechutes dans le traitement de l'alcoolodépendance. Le sujet doit prendre un comprimé chaque jour, le traitement débutant après une période de vingt-quatre heures d'abstinence. Ensuite, lorsqu'il décidera de boire un verre, quelle que soit la boisson alcoolisée, il sera pris de nausées, de malaises et de vomissements. L'alcool, qui était associé à un moment de plaisir et de détente, devient alors pourvoyeur d'un profond inconfort. Non seulement le mauvais ménage provoqué par le médicament bloque la consommation mais, surtout, le cerveau associe le goût de l'alcool aux nausées et vomissements. Il s'est donc produit un reconditionnement qui a permis de se libérer de l'addiction.

Se reconditionner

Acquérir de nouveaux conditionnements est un élément déterminant pour perdre du poids de façon durable. Si les pulsions persistent et ne sont pas désamorcées, la personne qui décide de suivre un régime rechutera sans cesse, car le problème ne sera pas réglé. Pour bénéficier d'un poids de forme à longueur d'année, c'est aux racines du mal qu'il faut s'attaquer.

Notre cerveau est une mécanique formidable mais qui peut parfois s'enrayer. Nous pouvons bénéficier de certains conditionnements positifs qui nous rendent plus libres, tandis que d'autres nous réduisent à l'état d'esclaves.

Pour réussir à constituer vos propres antidotes caloriques, dressez une liste des aliments qui provoquent des pulsions difficiles à maîtriser, qui vous font craquer en plein régime et pour lesquels vous vous reprochez ensuite de vous être laissé aller. Pour chacun d'entre eux, préparez l'antidote décrit ci-dessus. Recommencez plusieurs fois, et vous constaterez l'incroyable efficacité de cette technique ; votre cerveau ainsi reprogrammé vous libérera de ces aliments addictifs.

Dans un registre plus psychologique, cette méthode peut s'avérer utile pour vous libérer de personnes toxiques qui vous font du mal tout en ayant l'air gentilles. Apprenez à les mettre, malgré elles, devant des situations inédites, afin qu'elles révèlent leur véritable nature. Je laisse à votre imagination le soin d'écrire la suite !

Pourquoi se ressert-on ?

Il arrive qu'on ne puisse pas s'arrêter lorsqu'on mange un plat qu'on adore. C'est comme si le mot « satiété » avait été rayé de notre dictionnaire mental ! Si vous aimez la blanquette de veau, vous en prenez une première portion, puis une deuxième, puis une troisième. Ce qui est surprenant, c'est que la dernière part fait moins plaisir que la première. Ce n'est pas une question d'appétit, puisque vous sentez que vous avez encore de la place pour le dessert. Comment expliquer ce phénomène ? La réponse est simple. À chaque fois que vous vous resservez, vous connaissez déjà le goût et la texture en bouche. Vous vous êtes habitué à ces saveurs, elles vous surprennent moins. Spontanément, vous allez laisser tomber la part suivante sans la moindre frustration. Mais le problème est que vous avez déjà mangé comme trois, avec les risques de kilos supplémentaires.

En partant de ces constatations, plusieurs équipes de chercheurs ont découvert une technique pour mieux maîtriser ce genre de pulsions alimentaires. Lors d'une étude, les scientifiques ont demandé aux participants d'imaginer qu'ils allaient manger des bonbons ou des petits cubes de fromage. Un premier groupe devait imaginer qu'il en mangeait 30, un autre 3, et enfin un troisième n'imaginait rien du tout. Dans un deuxième temps, il était proposé aux sujets de manger autant de petits cubes de fromage ou de bonbons qu'ils le désiraient. Tous ceux qui avaient imaginé en manger 30 ont nettement moins mangé de cubes de fromage ou de bonbons que ceux qui avaient imaginé en manger 3, et encore moins que ceux qui n'avaient rien imaginé du tout. Je vous encourage donc à imaginer que vous allez finir le plat, plutôt que de vous conditionner à vous restreindre. Car, au final, la frustration ressentie vous pousse à vous resservir malgré vous.

La visualisation préventive

Établissez la liste des aliments devant lesquels vous avez beaucoup de difficultés à vous retenir. Consacrez ensuite cinq minutes de votre temps pour vous imaginer les savourer. Comportez-vous exactement comme si vous étiez à l'instant même en train de les manger *vraiment*. Efforcez-vous de vous remémorer le plaisir à chaque bouchée imaginaire. Vous serez surpris de constater qu'une fois en présence de l'aliment, votre appétit aura considérablement diminué. Il est nécessaire

d'entraîner votre cerveau à mieux résister, à se fortifier jour après jour.
Cette méthode est un excellent coupe-faim naturel et sans danger. Pour obtenir un effet durable, répétez cet exercice quotidiennement pendant deux mois. Vous n'en aurez plus besoin à terme, car vous serez naturellement habitué à moins manger ou, plus exactement, à consommer la juste quantité. Le plaisir est un régulateur de l'appétit : une fois assouvi, il n'est plus besoin de le rechercher ailleurs. C'est le même mécanisme que dans la sexualité, par exemple : si le plaisir est au rendez-vous, les partenaires ne partent pas ailleurs pour le chercher.
En revanche, en nutrition, il y a plaisir et plaisir. Il ne faut pas confondre ce que vous avalez de façon réflexe – comme un paquet de gâteaux en regardant un film à la télévision – et le plat que vous décidez de manger en pleine conscience, parce que vous l'aimez vraiment. Faites appel au critique gastronomique qui sommeille en vous et qui analyse chaque bouchée. Sachez pourquoi vous reprenez la suivante. Le plaisir nécessite d'être travaillé.

Les exercices qui font maigrir et ceux qui font grossir

Les adeptes de l'activité physique régulière savent que certains exercices donnent une faim de loup tandis que d'autres coupent littéralement l'appétit. Nous avons tous constaté que lorsque l'effet coupe-faim se déclenche, il peut durer jusqu'à deux heures. Cette observation est importante car beaucoup s'astreignent à faire du sport pour garder un poids de forme ; or si la séance se conclut par une fringale incontrôlable, ils ont l'impression frustrante que tous ces efforts ont été vains. En dehors du ski, qui oblige à brûler davantage de

calories pour faire face au froid et qui stimule l'appétit, la question est de savoir si cette perception de faim ou de satiété est réelle ou pas.
Des chercheurs japonais viennent de nous donner la réponse. Ils ont comparé des sujets qui pratiquaient le saut à la corde et des personnes qui faisaient du vélo. La dépense calorique a été identique dans les deux groupes, soit 290 calories. Après l'exercice, ils ont demandé aux participants de noter sur une échelle de 1 à 10 leur appétence pour différents aliments gras, sucrés, salés qui leur étaient présentés. Ils ont complété l'étude par une prise de sang chez chaque sujet, afin de mesurer le taux des hormones qui augmentaient ou diminuaient l'appétit. Les résultats ont montré que le saut à la corde modérait davantage l'appétit que le vélo. Les scientifiques émettent l'hypothèse que l'impact des mouvements verticaux lors du saut à la corde provoquerait de petites compressions de l'estomac. Et c'est justement dans l'estomac que se situent les récepteurs de pression qui envoient un signal de satiété lorsque l'organe est plein.
D'autres chercheurs estiment que le fait de devoir garder un parfait équilibre en sautant à la corde agirait sur des zones du cerveau interférant avec les centres de l'appétit. Sauter à la corde ne serait-ce que cinq minutes par jour peut s'avérer un précieux allié pour contrôler vos prises alimentaires. D'autres travaux ont mis en parallèle certains sports et indiquent que la course à pied bénéficierait d'un effet coupe-faim supérieur à celui de la natation.

Bouger à jeun pour maigrir plus

Durant l'effort physique, nous utilisons nos réserves en sucre pendant les vingt premières minutes, et c'est seulement ensuite que nous attaquons les mauvaises graisses. En toute logique, les scientifiques ont remarqué que le fait de courir ou d'effectuer une marche rapide à jeun faisait brûler 45 % de graisses, soit deux fois plus qu'après un petit déjeuner comportant des sucres. Chez les sujets obèses, on a observé 47 % de graisses brûlées lors d'un effort physique à jeun, contre 31 % après avoir pris un petit déjeuner. L'explication est la suivante : au réveil, vous vous situez environ à huit heures de votre dernière prise de sucre. Celui-ci étant présent dans votre sang en moindre quantité lors de l'effort, les graisses seront plus rapidement attaquées pour fournir le carburant nécessaire à la marche ou à la course à pied. Je souligne que le fait de ne pas manger n'interdit surtout pas de s'hydrater au préalable en buvant de l'eau. Bien entendu, il faut consulter auparavant votre médecin traitant qui s'assurera de l'absence d'une hypoglycémie à jeun.

Se tenir droit

Un poids stable est une question de tenue et d'équilibre à maintenir tout au long de l'année. Travailler son maintien dans le sens littéral du terme représente-t-il une aide utile ? Faites le test ! Observez une personne qui mange le nez dans son assiette, déséquilibrée sur son siège : elle avale souvent de grandes quantités d'aliments. Maintenant, concentrez votre attention sur un autre sujet bien assis sur sa chaise, le dos droit, convenablement calé, et qui maintient une bonne distance entre l'assiette et sa bouche. Il mange plus lentement et beaucoup moins. L'équilibre dans l'assiette commence donc par l'équilibre en soi. S'il n'y a pas d'harmonie entre les deux, n'importe quel régime sera voué à l'échec.

Les frissons minceur

Le professeur Lee, aux États-Unis, a fait une découverte étonnante. Il a mis en évidence le fait que l'exposition au froid dès 12 °C provoquait la libération d'irisine – une protéine produite par les muscles – et d'une hormone appelée FGF21. Ces deux substances sont habituellement libérées lors des exercices physiques. Le froid produit donc le même effet que le sport. Ces données expliquent que pédaler sur son vélo pendant une heure produit le même résultat minceur qu'une exposition au froid pendant dix minutes (tout en restant habillé). Le froid induit une activation de ces deux agents qui transforment la graisse blanche en graisse brune, laquelle est alors brûlée. Pour maintenir sa température à 37 °C, le corps doit consumer rapidement de la graisse. En réaction, les muscles frissonnent et se contractent comme lors d'exercices physiques. D'autres travaux ont d'ailleurs montré que s'exposer habillé pendant dix minutes par jour à environ 5 °C faisait perdre 3 kilos en un mois. La conclusion est simple : ne vous privez pas d'une marche rapide lorsqu'il fait froid pour bénéficier du double effet froid/marche.

L'altruisme fait maigrir

Cette affirmation peut paraître fantaisiste, pourtant elle est véridique ! Des chercheurs ont démontré la façon dont ce comportement pouvait aider à perdre du poids dans le cadre d'un régime. Ils ont demandé à des sujets qui s'apprêtaient à acheter des pâtisseries de donner l'argent réservé à cet achat à des sans-abri. En faisant du bien aux autres, vous renforcez la bonne image que vous avez de vous. Commencer à s'aimer pour ce que l'on fait, c'est le début de la réussite d'un régime. Je redoute les méthodes « miracles » qui sont impossibles à suivre dans la durée. Automatiquement, les candidats à la minceur rechutent et se reprochent leur manque de volonté. Ceci conduit de manière inévitable à des pulsions compensatrices et à un profond sentiment d'échec et de culpabilité. On remet les bonnes résolutions au lendemain, et ainsi de suite... Pour réussir un régime, il faut commencer par consolider son estime de soi afin de se rendre moins vulnérable. Ce chemin altruiste peut y contribuer.

Jouer aux dépens des autres

Il existe de nombreuses méthodes pour parvenir à une « désintoxication » alimentaire. Lors d'un repas entre convives, ne vous jetez pas sur le plat qui arrive, et marquez trois à cinq minutes de pause avant de commencer. Vous devenez ainsi maître du jeu et non plus l'esclave de vos pulsions. Observez les autres qui ont commencé à manger. Amusez-vous à leur poser des questions, pour les voir se démener à essayer de vous répondre avec la bouche pleine ! Cette petite espièglerie vous réjouira en vous aidant à prendre une distance supplémentaire. Regardez attentivement le contenu de votre assiette et détaillez-le. Au moment de vous resservir, faites l'exercice des cinq minutes (voir *supra*) et demandez-vous si cela vaut vraiment la peine de surcharger votre estomac. Vous apprendrez ainsi petit à petit à renforcer votre volonté et la maîtrise que vous avez de vous-même.

Attention, chaud bouillant !

Il est préférable d'attendre que les aliments, et surtout les boissons chaudes, deviennent tièdes avant de les consommer. C'est une bonne habitude à prendre, car plusieurs études affirment que le fait de boire brûlant ou trop chaud expose au risque de cancer de l'œsophage.

Les populations qui observent cette coutume – comme les Japonais – ont tendance à développer plus couramment ce type de pathologie, non pas en raison de la composition des aliments, mais à cause de la température trop élevée, qui agresse de façon répétitive la muqueuse fragile de l'œsophage.

Maigrir efficacement

Avouons-le, c'est plus souvent la dimension esthétique qu'une démarche « santé » qui déclenche l'envie de perdre du poids. C'est ainsi qu'au printemps, de nouveaux régimes fleurissent, largement relayés par les médias. Éviter la gêne de se présenter sur la plage avec un ventre lesté de bourrelets motive pour se serrer la ceinture. Malheureusement, cette pulsion donnera un résultat éphémère et, très vite, le poids perdu sera repris à l'automne. C'est l'effet « yoyo » classique et l'assurance de l'échec pour ceux qui souhaitent perdre du poids. C'est un fait, il n'existe pas de médicament miracle pour maigrir, et ceux qui ont été utilisés dans le passé se sont même avérés dangereux.

Pourquoi les régimes à la mode ne fonctionnent pas ?

La plupart des régimes partent du même principe : pendant une période, entre quinze jours et trois mois, vous devez manger une liste d'aliments autorisés et exclure ceux qui sont classés comme interdits. D'autres, encore plus farfelus, vous proposent de n'ingurgiter qu'un seul type d'aliment, à volonté. Imaginez que vous adorez le cassoulet et que vous décidiez de suivre le nouveau régime 100 % cassoulet pour perdre du poids. Au bout de quinze jours, vous ne supporterez plus ce plat ! Dans tous les cas, ces régimes partent d'un principe d'exclusion et ne donnent aucunement la clé d'un poids stable, lié à une alimentation équilibrée. Surtout, ils brouillent vos signaux de satiété, car ils vous incitent à manger à volonté certains aliments hypocaloriques. Certes, vous réduisez « mécaniquement » vos apports et vous perdez du poids. Mais lorsque vous reprendrez une alimentation normale, vous regagnerez aussi vite les kilos perdus, voire avec un petit supplément. Il faut savoir que 95 % des personnes ayant fait un régime ont repris tout le poids perdu ou plus dans les deux années qui ont suivi.

Kilos en trop, santé en moins

Le constat est sans appel : 30 % de calories en moins, c'est 20 % de vie en plus. L'excès de poids a de multiples conséquences sur la santé. La fréquence des cancers, des maladies cardiovasculaires (hypertension, infarctus, etc.) et même de la maladie d'Alzheimer augmente. Les articulations sont douloureuses, les lombalgies récurrentes. On fatigue vite, on s'essouffle facilement. Essayez de passer une journée en portant deux packs d'eau : le soir, vous serez épuisé et vous comprendrez l'effet des kilos superflus sur votre corps. De plus, le fait d'être en surpoids n'incite pas vraiment à l'exercice, car le moindre effort paraît insurmontable. Enfin, l'image de soi est dévalorisée. Sans vouloir à tout prix atteindre les stéréotypes de la minceur, avouez que l'on se sent mieux lorsque nos vêtements ne nous boudinent pas et que nous ne souffrons pas d'un ventre proéminent à chaque fois que nous bougeons.

La grande bouffe

C'est aujourd'hui que vous avez décidé de reprendre votre poids en main. Les raisons peuvent être multiples : pouvoir vous mettre en maillot sur la plage, parce que la balance affiche un poids que vous vous étiez juré de ne pas dépasser, ou tout simplement parce que vous souhaitez vivre plus longtemps en bonne santé. La phase de démarrage est essentielle. La première idée qui vient quand on pense à un régime, c'est la peur de subir la faim. Cette dernière est liée à la douleur, renvoyant l'imaginaire collectif aux famines qui tuaient dans le passé et qui hélas font encore des ravages aujourd'hui. Notre inconscient associe au manque des notions de privations, de souffrances, voire de mort. S'exposer au manque provoque une bouffée d'anxiété, qui poussera à des pulsions alimentaires sucrées ou grasses pour l'apaiser et qui auront pour conséquence de regrossir. Vous voilà dans un cercle vicieux.

C'est la raison pour laquelle, avant de démarrer un régime, profitez d'un dernier repas riche, copieux, constitué d'aliments réputés pour être des « bombes caloriques ». Ne vous privez surtout pas ! Vous mangerez trop et sentirez que votre corps a besoin d'éliminer. Votre centre de la satiété sera hyperstimulé, tant au niveau des récepteurs à la pression qu'au niveau du cerveau. À l'issue de ce repas gargantuesque, lorsque vous ne serez plus capable d'avaler la moindre bouchée, vous vous sentirez saturé. C'est le moment précis où je vous recommande de débuter votre régime. Avant de vous lancer dans un changement radical d'alimentation, faites donc vos adieux à « la grande bouffe » avec un dernier repas qui fonctionnera comme un déclic pour que vous puissiez envisager la restriction alimentaire sous un angle bénéfique.

Être ferme dès le début

Le fait de maigrir lentement et par étapes est considéré comme étant plus supportable et plus efficace que de perdre beaucoup de poids en peu de temps. Pourtant, le professeur Salis, de l'université de Sydney, a pour la première fois modifié la donne. Elle a étudié les réactions de « famine » – avec augmentation de l'appétit et baisse du métabolisme – lors de régimes qui font perdre du poids très rapidement. L'équipe du professeur a observé que dans les régimes classiques progressifs, les sujets continuaient à avoir faim. En revanche, ils ont noté que dans les régimes à perte de poids rapide, la sensation de faim était beaucoup plus faible. L'étude a porté sur 100 femmes obèses âgées de 45 à 65 ans. Sur une durée de quatre à cinq mois, elles ont été soumises à un régime à 800 calories par jour. Les sujets devaient boire 2 litres d'eau dans la journée et ne pas consommer plus d'une cuillère à café de corps gras et l'équivalent de deux tasses de féculents. Le reste de l'alimentation était constitué de légumes, de fruits et de poissons grillés. Les scientifiques ont constaté avec surprise que la sensation de faim disparaissait au bout de quelques jours, facilitant ainsi la perte de poids durable. En conclusion, il vaut mieux opter pour un régime hypocalorique strict dès le premier jour, pour mettre tous les atouts de notre côté.

Sauter un repas fait-il grossir ?

« Attention, ne saute pas un repas, cela fait grossir, et surtout pas le petit déjeuner. » Combien de fois ai-je entendu cette phrase, souvent suivie de : « Si tu manques un repas, tu vas prendre du poids car tu te rattraperas au repas suivant » ? Dans le domaine de la nutrition, il est passionnant de constater que les études scientifiques permettent d'évoluer en permanence et que la vérité ne se situe pas toujours là où on le pense. Les professeurs Allison et Brown ont justement analysé sur des populations significatives l'impact du petit déjeuner sur le surpoids et l'obésité. La question était simple : sauter le petit déjeuner comporte-t-il un risque de grossir ? La réponse est nette : aucun risque particulier. En revanche, bien s'hydrater en se levant le matin est important pour éviter les coups de fatigue. Pour le reste, c'est seulement une question de goût et de plaisir.

Le jeûne séquentiel

Le jeûne séquentiel consiste à ne pas s'alimenter pendant douze à seize heures, en moyenne une fois par semaine. S'il n'y a pas de contre-indication de votre médecin traitant, il suffit de boire abondamment de l'eau, du thé ou des tisanes sans sucre. Les résultats sont étonnants. Les sujets se sentent moins fatigués, le teint est plus clair et tonique. Il a été observé une diminution de la fréquence de l'asthme, des allergies et des rhumatismes. Chez la souris, on a noté une baisse de 20 % des cancers avec un jour de jeûne par semaine. Cette pratique permet en outre de retrouver la vraie notion d'appétit et d'éviter de se mettre à table pour rien.

Le corps humain est composé de 100 milliards de milliards de cellules qui se renouvellent en permanence. Pendant les cinq secondes au cours desquelles vous avez lu cette phrase, votre organisme a remplacé 100 millions de cellules mortes ou usées par des cellules neuves, dont 10 millions de globules rouges. Le problème, c'est que les erreurs de copie des cellules augmentent avec l'âge. Le jeûne séquentiel permet de renforcer l'ADN et de diminuer les erreurs de copie, à l'origine des cancers notamment. Chaque semaine, cette pratique permet de réaliser une cure « détox » et de remettre les compteurs à zéro, tout en apprenant à mieux maîtriser son appétit. Elle nous donne la possibilité de retrouver nos étonnantes capacités, enfouies depuis des siècles, pour faire face au manque de nourriture. Les toutes dernières découvertes soulignent que le jeûne contribue également à booster nos défenses immunitaires. Il aide à une meilleure élimination des déchets du métabolisme. D'ailleurs, toutes les religions du monde proposent à leurs fidèles la pratique du jeûne à un moment de l'année, comme si elles adressaient un message pour apprendre à se ressourcer.

Le jeûne séquentiel est assez facile à réaliser. Cela consiste par exemple à prendre un dîner à 20 heures et à déjeuner le lendemain à 13 heures. Faites l'essai, vous serez le meilleur juge pour évaluer les effets sur votre organisme. Remémorez-vous les moments où le jeûne a provoqué en vous une sensation de bien-être. Souvenez-vous du dernier repas trop copieux, trop gras, trop sucré, trop arrosé que vous avez absorbé, cette sensation de trop-plein, voire de malaise. En France, certains appellent cela la « crise de foie », mais je souligne que cette dénomination ne correspond à aucune maladie référencée. D'autres parlent d'indigestion, en se disant qu'ils ont eu les yeux plus gros que le ventre. Toujours est-il que la seule façon de se sentir mieux, s'il n'y a pas de contre-indication de la part de votre médecin traitant, c'est d'arrêter de manger pendant une journée tout en buvant de l'eau. Notons aussi les résultats d'une récente étude réalisée en Floride qui vient de démontrer que le jeûne séquentiel augmentait la sécrétion naturelle de sirtuines. Or, ces protéines enzymatiques antivieillissement participent de manière efficace à la lutte contre l'inflammation, le diabète et les cancers.

Perdre 2 kilos avec de l'eau

L'idée du professeur Davy aux États-Unis est simple : étudier l'effet de la consommation d'eau sur le poids. L'eau ne contient pas de calories, donc ne fait pas grossir. Mais comment un liquide neutre pourrait-il faire maigrir ? Les nombreux travaux de cette brillante scientifique ont permis d'obtenir une réponse claire à cette question. Elle a constitué deux groupes de sujets mixtes, qui s'astreignaient au même régime hypocalorique.

La différence entre les deux groupes était que le premier devait boire un ½ litre d'eau avant chaque repas et le second, non. Un an plus tard, les participants du groupe ayant pris de l'eau avant le repas avaient perdu 7 kilos contre 5 pour le groupe qui n'en avait pas bu. Le fait de prendre un ½ litre d'eau avant le repas stimule les récepteurs de l'estomac en procurant une sensation de satiété. Fait très intéressant, les sujets du groupe « eau » ont continué cette pratique après l'arrêt de leur régime et ont perdu 700 grammes supplémentaires.

Cette méthode sans danger présente de nombreux avantages. Progressivement, un réflexe s'installe avant de passer à table. Cette approche permet d'éviter la tentation de se tourner vers des boissons alcoolisées riches en calories et qui de plus n'hydratent pas du tout. C'est aussi un bon moyen d'éviter la déshydratation au cours de la journée. L'eau intervient comme un coupe-faim naturel et sans danger. J'ajouterai que, contrairement aux clichés, le fait de boire de l'eau avant le repas ne doit en aucun cas empêcher d'en consommer au cours du repas si besoin.

Je souhaite aussi souligner une petite différence entre boire de l'eau en dehors d'un repas et avant un repas. Hors repas, la sensation de satiété sera fugace, car l'eau quittera l'estomac dans l'heure qui suit. En revanche, le fait de manger juste après permet de prendre le relais. Ainsi, certains aliments ingérés bien hydratés pourront se comporter comme des éponges, ce qui augmentera la pression sur les récepteurs de l'estomac et continuera à envoyer un message de satiété au cerveau. Il suffit d'observer dans une assiette des biscottes gorgées d'eau pour comprendre l'intérêt de ce phénomène.

Adopter une alimentation alliée

Au cours de notre vie, au moins 30 tonnes de nourriture vont transiter à travers notre tube digestif... Une partie de notre longévité va se jouer sur la composition de ces tonnes d'aliments. La surabondance de nourriture grasse et sucrée est quelque chose de relativement nouveau dans les pays occidentalisés. Depuis des millénaires, notre patrimoine génétique s'est adapté au manque, mais il n'a pas appris à gérer l'excès ! D'où l'apparition de maladies comme le diabète ou l'obésité, qui à leur tour provoquent des maladies cardiovasculaires et des cancers.

Les aliments retard

Certains aliments se digèrent extrêmement vite en restant très peu de temps dans l'estomac, tandis que d'autres vont s'éterniser pendant des heures. Je les nomme les aliments retard. Parmi eux, il en existe un qui détient un véritable record : la sardine. La sardine toute simple, en boîte, est un aliment peu coûteux et d'une incroyable efficacité pour perdre du poids. Il faut environ neuf heures pour digérer trois sardines, autrement dit, vous jouirez d'un effet coupe-faim durant tout ce laps de temps.

Trois sardines représentent environ 200 calories – veillez à bien les égoutter avec un papier absorbant pour enlever un maximum de graisse s'il s'agit de sardines conservées dans l'huile – et bénéficient d'une composition nutritionnelle très intéressante : acides gras avec une grande richesse en oméga 3, protéines, vitamines B12 et D ainsi que la présence de calcium, de sélénium et de phosphore, excellents pour la santé. En complétant le repas par une salade et quelques tomates, vous ne dépasserez pas les 300 calories. Votre cerveau mémorisera l'absence totale de fringale dans les heures qui suivent, grâce à des signaux identiques à ceux qui sont émis après un repas de fête trop copieux.

La consommation de sardines agit donc, pour le cerveau, comme un coupe-faim naturel et sans aucun danger. Pour accompagner les sardines, le poivron est un légume idéal. Très faible en calories (entre 21 et 28 kcal/100 g pour le poivron vert selon qu'il est consommé cru ou cuit et entre 33 et 34 kcal/100 g pour le poivron rouge), il est lent à être digéré et renforcera l'action des sardines. Beaucoup n'arrivent pas à tenir un régime qui démarre avec des poissons cuits à la vapeur et des légumes à l'eau, qui se digèrent trop vite et entraînent une sensation de faim toute la journée. Essayez cette association lors de votre prochain repas, les faits parleront d'eux-mêmes. Petit clin d'œil : en consommant des sardines, vous ferez du bien à la planète ! Car il faut en moyenne 3 000 litres de carburant pour pêcher des crevettes, contre seulement 70 pour des sardines...

Le café vert

Il s'agit de la graine de café avant sa torréfaction, qui possède une teinte verdâtre, d'où son nom. Le café vert fait partie des bons alliés pour perdre durablement du poids. Il peut être consommé régulièrement sans risque. Une prise quotidienne, à raison d'un café par jour, fait perdre jusqu'à 2,5 kilos en trois mois. Ce n'est pas une perte vertigineuse, mais les petits ruisseaux font les grandes rivières.
Plusieurs équipes de chercheurs se sont penchées sur les effets de ce breuvage pour lutter contre la surcharge pondérale. Le café vert agit à plusieurs niveaux : il réduit l'absorption des sucres au niveau des intestins et il interviendrait à l'échelon du foie pour freiner la transformation des sucres en graisse, en bloquant une enzyme spécifique. Il oblige aussi l'organisme à consommer plus de graisses pour la production de l'énergie corporelle et fait utiliser davantage de sucre par les muscles.

Les amandes

Du temps des Romains, les amandes étaient associées à la fertilité et on sait qu'elles étaient lancées aux jeunes mariés lors des cérémonies. Les études scientifiques ont mis en évidence le rôle des amandes dans la perte des kilos en excès et la baisse du cholestérol. Je parle bien sûr des amandes vendues dans le commerce qui ne sont ni salées ni rôties à l'huile, l'apport en sel et en gras modifiant les caractéristiques nutritionnelles : le sel stimule l'appétit et l'huile apporte des calories supplémentaires.
Rappelons qu'une simple cuillère à soupe d'huile contient 90 calories. Les amandes naturelles se trouvent facilement en magasin. Leur composition en nutriments est remarquable : elles contiennent des fibres,

des antioxydants, du fer, du zinc, du magnésium et de nombreuses vitamines. De plus, elles ont des propriétés hypocholestérolémiantes sur lesquelles nous reviendrons. Les amandes contribuent à lutter contre la surcharge pondérale, ce qui paraît dans un premier temps paradoxal, car leur réputation est plutôt de faire grossir.
Une amande représente 10 calories, donc consommer huit amandes revient à 80 calories, soit l'équivalent d'une pomme et demie. C'est donc tout à fait raisonnable dans la mesure où l'on respecte la « posologie ». Il est préférable de compter les amandes plutôt que d'en prendre une poignée, pour en maîtriser la quantité. Il se trouve que l'amande possède d'excellentes propriétés satiétogènes et calme les pulsions alimentaires. C'est une sorte de régulateur de l'appétit.
Une étude américaine a montré que la consommation régulière d'amandes associée à un régime hypocalorique pendant six mois avait permis aux participants de perdre 18 % de leur poids. Les sujets étaient séparés en deux groupes : l'un mangeait des amandes et l'autre non. C'est le groupe avec amandes qui a réussi à perdre du poids de façon durable. Tenir six mois avec un régime basses calories en résistant aux fringales et aux tentations n'est pas une mince affaire. Les participants n'ont pris aucun médicament pour les aider, mais simplement des amandes pour compléter leur alimentation. Vous savez désormais quoi mettre dans votre panier lors de vos prochaines courses !

L'avocat, du gras qui fait maigrir

L'avocat est considéré comme très gras, d'où la tentation de l'exclure de votre consommation quand vous souhaitez perdre du poids. Ceci est une erreur. Au contraire, l'avocat est un allié solide des régimes.

Riche en fibres, il apporte 169 kcal/100 g et génère une excellente sensation de satiété. Il permet ainsi de mieux gérer son poids en coupant les fringales. Il semblerait que la consommation d'un demi-avocat par repas entraînerait une augmentation de la satiété de 40 % dans les trois heures qui suivent le déjeuner, comme l'ont démontré les travaux scientifiques réalisés.
Il a également été noté que les sujets ayant mangé de l'avocat se sentaient plus satisfaits de leur repas. Les fibres contribuent à cette sensation, mais aussi l'acide oléique, qui agit sur les centres cérébraux de la satiété. L'avocat apporte en outre des vitamines et des antioxydants en quantités importantes. Par ailleurs, de nombreuses recherches effectuées aujourd'hui sur l'avocat se révèlent prometteuses. Parmi celles-ci, mentionnons les travaux étudiant l'effet de l'avocat sur certains cancers, comme ceux de la prostate. Nous en sommes encore au stade expérimental, mais dans tous les cas, il n'y a aucun risque à mettre l'avocat au menu.
Des travaux réalisés aux États-Unis ont montré que les sujets qui consommaient quotidiennement de l'avocat adhéraient mieux à un régime et diminuaient leur « syndrome métabolique » (défini par l'association d'une augmentation du cholestérol, des triglycérides, de la glycémie, du tour de taille et de la tension artérielle). L'étude la plus surprenante a porté sur l'association de l'avocat avec le burger. L'interleukine 6 est un marqueur de l'inflammation au niveau de l'organisme. Les chercheurs ont comparé le fait de consommer le burger seul ou accompagné d'un avocat. Le groupe « avec avocat » présentait une augmentation de ce marqueur de 40 % contre 70 % dans le groupe « sans avocat ».

D'autres bénéfices sont à citer, comme une action sur la glycémie et sur les triglycérides – graisses circulant dans le sang, de la famille des lipides. Vous pouvez utiliser l'avocat comme base dans un sandwich, en entrée avec des feuilles de salade, voire en tant que plat principal accompagné de quinoa, par exemple, qui assure un bon apport protéique.

Du nouveau sur le piment rouge

Des chercheurs ont voulu étudier le rôle des douleurs chroniques dans l'accélération du vieillissement et la réduction de l'espérance de vie. Pour cela, ils ont bloqué chez la souris un récepteur à la douleur en utilisant une substance active contenue dans le piment rouge, la capsaïcine. Les souris qui ne souffraient pas de douleurs ont ainsi augmenté de 14 % leur espérance de vie. Cela va dans le sens des observations des médecins, qui ont remarqué que les personnes qui souffraient de douleurs chroniques présentaient une espérance de vie plus courte en dehors des maladies.
Les scientifiques ont aussi noté que les souris qui bénéficiaient du régime piment contrôlaient mieux leur taux de sucre dans le sang et consommaient plus de calories lors des exercices physiques. Le piment rouge interviendrait donc dans la lutte contre les ennemis de nos artères, à savoir le sucre, mais aussi le cholestérol.
Au même titre qu'il a tendance à brûler en bouche, il brûlerait aussi plus de calories dans notre organisme, en augmentant la dépense énergétique. Il a été prouvé que la prise de piment en début de repas, qu'il soit frais ou en poudre, diminue l'appétit. La dose efficace serait un quart de piment rouge par jour, juste de quoi relever un plat. La capsaïcine est résistante à la congélation

et à de fortes cuissons. Pour mémoire, si vous avez la bouche en feu, vous ne serez pas soulagé par un verre d'eau, mais par une dose de lait ou par du fromage blanc ou des yaourts.

Vive les écarts !

Quelles que soient les règles alimentaires que l'on se fixe pour maintenir une bonne santé et un poids de forme, des écarts se produisent inéluctablement. Ils sont à la fois inévitables, mais aussi salutaires. L'équilibre alimentaire repose en même temps sur une base quotidienne saine et sur des « extras » bien gérés. L'objectif étant que ces extras ne fassent pas dérailler le train. Il faut éviter d'une part qu'ils représentent des portes d'entrée qui nous fassent replonger dans de mauvaises habitudes, et d'autre part que l'excès de graisses et de sucre soit limité au niveau de l'organisme.

Le premier système d'amortisseurs est constitué par vos comportements quotidiens. Si vous vous êtes habitué à consommer vos aliments avec très peu de sel ou à boire votre café sans sucre, vous calerez vite sur des chips trop salées ou des pâtisseries sucrées. L'absence de plaisir diminuera automatiquement la quantité que vous alliez ingérer. Par ailleurs, il existe des associations d'aliments ou d'épices qui réduisent de façon naturelle l'effet néfaste de certains aliments que vous évitez d'ordinaire. En bref, votre alimentation ne doit pas rimer avec privation, sinon votre vie sera bien triste.

Le secret de la tarte aux pommes

Le docteur Anderson a étudié l'incidence de la tarte aux pommes sur la glycémie. Il a été surpris de trouver un effet positif de la tarte aux pommes sur la sécrétion

de l'insuline, alors que ce dessert contient une quantité non négligeable de sucre. Il a pensé que les pommes en étaient la raison, se souvenant du vieux proverbe selon lequel « une pomme chaque matin éloigne le médecin ». En fait, si les pommes sont bien un aliment bénéfique, comme nous le verrons plus loin, la solution de cette énigme ne venait pas des fruits, mais de la cannelle utilisée pour donner plus de goût à la préparation.
Outre son action antioxydante et antiradicaux libres, des travaux récents ont confirmé que la cannelle contribuerait à faire baisser le sucre circulant dans le sang, et ceci à partir d'une quantité modérée, soit une cuillère à café par jour. Une cuillère à café de cannelle moulue représente 2 grammes, dont 43 % sont constitués de fibres. En pratique, si vous devez déguster une tarte aux pommes, saupoudrez-la d'une pincée de cannelle...
Par ailleurs, des études inaugurales suggèrent que la cannelle retarderait la vidange gastrique, ce qui explique que la sensation de satiété se prolonge longtemps après le repas.

Le petit ballon de rouge

Le vin rouge a fait l'objet de nombreuses études dans le cadre de la prévention des maladies cardiovasculaires. Les travaux les plus surprenants concernant cette boisson mettent en avant une action au niveau du poids. Le professeur Kee-Hong Kim a mis en évidence un composé contenu dans le vin rouge, le piceatannol, qui pourrait avoir une action directe et utile dans la lutte contre l'obésité en diminuant l'adipogénèse, donc la formation des cellules graisseuses. Il s'agit de premiers travaux qui demandent confirmation, mais c'est une piste intéressante dans la mesure où l'on parle évidemment d'une consommation modérée.

L'index glycémique

La glycémie est le taux de sucre dans le sang. L'index glycémique est un outil qui hiérarchise les aliments en fonction de l'élévation de la glycémie qu'ils provoquent lorsqu'on les ingère. Plus l'index est haut, plus le taux de sucre dans le sang sera élevé. Le pancréas réagit immédiatement à cette hausse en sécrétant de l'insuline pour faire baisser le taux de sucre. Cette diminution a pour action d'augmenter la sensation de faim.
Le sucre appelle le sucre et la boucle s'amorce pour prendre des kilos. J'ajoute que, selon sa préparation, un même aliment peut voir son index glycémique varier. Je vous conseille donc de choisir des aliments à index glycémique le plus bas possible pour éviter l'effet rebond et les fringales. L'objectif est de repérer les aliments qui vous donnent envie de grignoter dans les heures qui suivent les repas.

D'autres travaux menés aux États-Unis ont révélé pour la première fois un effet du vin au niveau de la stimulation de l'immunité. Dans un autre domaine, des études ont montré que le fameux effet protecteur cardiovasculaire du vin rouge à doses modérées – pas plus de deux verres par jour, en conservant au moins un jour sans alcool par semaine – n'était réellement significatif que chez les sujets qui pratiquaient une activité physique régulière. Moralité : boire ou courir, il ne faut pas choisir, mais prendre les deux options !

Attention au diabète !

Une glycémie normale à jeun se situe entre 0,70 g et 1,10 g/l. Si ce taux est trop élevé, il conduit au diabète, une maladie grave qui touche 3,5 millions de personnes en France. Le plus fréquent est le diabète gras, surve-

nant à la maturité. Il apparaît souvent dans un contexte de sédentarité et de surcharge pondérale. Il existe un autre type de diabète, dit « insulinodépendant », qui touche les sujets jeunes et nécessite des injections quotidiennes d'insuline. Lorsque le taux de sucre dépasse la limite supérieure, des médicaments sont prescrits à vie, dont les doses augmenteront en général progressivement au fil des ans, jusqu'à parfois déboucher sur le passage à l'insuline injectable.
Autrement dit, il convient absolument d'éviter de tomber un jour dans la spirale des médicaments. En plus d'un exercice physique régulier, la prévention du diabète consiste à privilégier les aliments à index glycémique bas.

Les aliments à index glycémique bas

Voici les aliments qui vous aideront à maintenir un poids de forme toute l'année sans fringales incontrôlables. Pour information, les poissons, les viandes et les œufs ont un index glycémique à zéro.

Les fruits
Les fruits sont réputés excellents pour la santé. Pourtant, ils ne produisent pas tous les mêmes effets sur l'organisme. Par exemple, les fraises, les framboises, les cerises (25) ou les mandarines (30) possèdent un index bas, alors que les abricots (45), l'ananas (55), la banane mûre (50) ou le melon (65) sont plus sucrés. Les pommes, les pêches, les poires et les oranges se situent autour de 35, ce qui est correct. Le raisin, lui, se situe à 45. Un fruit comme la pastèque présente un index glycémique à 75, alors que son apport calorique est très faible (24 kcal/100 g). C'est là tout le paradoxe : la pastèque ne fait pas grossir sur le coup, mais une heure après son ingestion, elle va aiguiser l'appétit. À l'in-

verse, les noix, qui sont riches en calories (autour de 680), ont un index glycémique à 15. Quelques noix au milieu d'une salade permettront d'éviter le grignotage l'après-midi. Sachez également que le mûrissement augmente l'index glycémique. Une banane verte qui est à 35 passera à un index de 65 une fois mûre, de par la modification de l'amidon.

Les légumes
Certains ont des index très bas et ne déclencheront aucune sensation de faim inopinée. L'avocat se situe à 10 ; les concombres, les choux, les brocolis, les épinards, les radis et les salades, à 15 ; les artichauts à 20 ; les lentilles et les haricots à 25 ; les betteraves crues et les tomates à 30. En revanche, les tomates en coulis ou en sauce atteignent 45. La pomme de terre vapeur est à 70 et, au four, elle passe à 95.

Les pâtes, le riz, le pain...
Les pâtes complètes *al dente* sont à 40, les pâtes au blé tendre bien cuites à 70 ; le riz long brun à 55, et le riz blanc à cuisson rapide à 75. Le pain au levain se situe à 40, la baguette à 70. Quant à l'index du pain blanc de mie industriel, il varie selon les compositions. Globalement, la cuisson augmente l'index glycémique.

Le chocolat, les biscuits, les pâtisseries, les glaces et sorbets
Il faut bien choisir son chocolat. Plus il est noir, plus il est bénéfique pour la santé. Le chocolat qui contient 70 % de cacao possède un index à 25, et à 85 % il diminue à 20. À l'inverse, le chocolat au lait est à 50. Ainsi, une même valeur calorique pour deux aliments différents ne produira pas les mêmes effets sur le poids. Pour ce qui est des pâtisseries, elles présentent

de grandes différences. Si un flan ou un clafoutis affichent un index à 40 et représentent 140 kcal/100 g, les financiers et macarons ont un index double, avec 450 calories.

Le café

Le fait de boire l'équivalent de trois cafés par jour diminuerait le risque de diabète de type 2 entre 11 et 30 % selon les différentes études scientifiques réalisées. Toutes les recherches concordent sur un point : la consommation de café réduit les risques de diabète. Je précise que le café doit évidemment être consommé sans sucre. C'est un peu difficile au début, mais on s'habitue vite ! En outre, consommer 4 cafés par jour diminuerait de 60 % le risque de développer un cancer de la prostate.

Fibrer

Les fibres alimentaires sont nécessaires à un bon équilibre nutritionnel. Elles favorisent la digestion et le transit intestinal. Pour comprendre l'utilité des fibres au niveau du tube digestif, il faut se les représenter comme une sorte de maillage qui s'étalerait le long des intestins. Imaginez que les aliments que vous avalez soient enveloppés dans de petits papiers. Chaque bouchée se trouve ainsi à l'intérieur d'une sorte de papier cadeau. Ces feuilles de papier symbolisent les fibres. Elles augmenteraient la sensation de satiété dans l'estomac, par l'effet de leur volume, et diminueraient l'absorption des graisses au niveau des intestins. Cette comparaison ouvre d'ailleurs la voie à de nouvelles recherches en Grande-Bretagne. En effet, des scientifiques ont constaté qu'en ajoutant de la cellulose à l'alimentation des souris, ces dernières se nourrissaient beaucoup moins.

Les fibres ne sont pas digestibles, elles vont favoriser la progression du bol alimentaire et jouer un rôle dans l'absorption des graisses. Une équipe de chercheurs londoniens vient de mettre en évidence une molécule coupe-faim, l'acétate, émise naturellement par certaines fibres au moment de la digestion. Elle est ensuite transmise de l'intestin au cerveau et intervient comme un signal coupant l'appétit. Raison de plus pour consommer largement petits pois, lentilles, épinards, haricots...

Éviter les portions de bébé

Lorsqu'on veut perdre du poids, quoi de plus déprimant qu'une assiette contenant des portions microscopiques ? Non seulement vous vous privez mais en plus vous avez l'impression que vous allez mourir de faim. Trop de méthodes pour maigrir ou de plats cuisinés minceur reposent sur ce concept, que j'appelle « les portions de bébé » pour grandes personnes. Pour éviter ce supplice de Tantale, veillez à vous préparer des assiettes joliment garnies.
En lisant ce livre, vous allez apprendre que certains aliments faibles en calories peuvent être mangés en quantité non négligeable, et ce sans aucun danger. Il suffit de bien savoir les associer. Autre petite astuce : vous pouvez également choisir une assiette plus petite, qui se remplira donc plus vite !

Fuir les associations de malfaiteurs !

Dans les années 1960, on pensait qu'en l'an 2000, l'homme se nourrirait de pilules. À l'aide d'une bonne maîtrise des apports nutritionnels en vitamines, glucides, lipides, protéines, on estimait qu'avec des cachets, on disposerait des nutriments nécessaires pour une vie en bonne santé tout en contrôlant son poids sans efforts.

Heureusement, ces prévisions étaient fausses et, même dans l'espace, les cosmonautes n'ont jamais eu recours à ces nourritures artificielles.
Le plaisir de manger reste fondamental, mais pas seulement. Les nutriments contenus dans un aliment peuvent avoir une activité différente selon qu'ils sont associés ou non à un autre aliment. Certains font en effet de très bons mariages, d'autres pas du tout, un peu à l'image des êtres humains : alors qu'une personne va s'épanouir dans une union, l'autre verra au contraire sa part d'ombre se développer...

Le pain complet et le lait
Le pain complet est une excellente source de fibres et un apport naturel d'énergie suffisant pour éviter les coups de fatigue au cours de la journée. Le lait est un aliment qui associe quant à lui le bénéfice des protéines et l'apport en calcium. Pas de problème si ces aliments sont pris isolément, mais l'association des deux est à éviter, car le pain complet contient de l'acide phytique qui bloque l'absorption du calcium.

Le thé et la viande rouge
Le thé recèle des chélateurs qui vont bloquer l'absorption du fer contenu dans la viande rouge. Comme pour la précédente association, il n'y a pas de danger, mais l'un des principaux bénéfices nutritionnels de la viande sera perdu.

Le zeste de citron dans le soda
Contrairement à l'idée répandue, le zeste de citron dans un soda ou dans un thé n'est pas une bonne idée. C'est peut-être bon au goût, mais néfaste pour la santé. L'explication est simple : le zeste de citron est mis dans votre boisson avec la peau. Or la peau des citrons, qu'ils soient jaunes ou verts, est souvent

traitée avec des produits chimiques nocifs. Il s'agit de pesticides comme le Thiabendazole ou le Benomyl qui peuvent intervenir sur le fonctionnement de nos systèmes hormonaux. Pour vous donner une idée, imaginez que vous mettiez dans un verre d'eau chaude un sachet de thé. Très vite, l'eau se colore. Les produits chimiques se diffusent de la même manière dans votre boisson, sauf qu'il n'est pas possible de les distinguer à l'œil nu.

Si vous reproduisez cette habitude pendant des années, vous allez accumuler dans votre corps une dose progressive de produits chimiques susceptibles de déclencher un jour une maladie grave. Si vous êtes adepte du goût citronné dans vos boissons, il existe deux solutions qui ne nuiront pas à votre santé : optez pour des citrons garantis non traités, ou bien pressez un peu de citron au-dessus de votre boisson. Vous ne garderez que l'arôme et les vitamines, soit le meilleur du citron !

Multiplier le pouvoir d'une carotte

Les légumes sont réputés être une remarquable source de vitamines et d'oligoéléments. Ils ont aussi la propriété de faire partie des antioxydants qui luttent contre les radicaux libres – des molécules instables produites par l'organisme et qui sont des sortes de déchets pouvant causer de multiples dégâts (érosion tissulaire, cancers, pathologies cardiovasculaires) – et les effets du vieillissement.

Des chercheurs américains ont découvert que des légumes riches en caroténoïdes, comme les carottes râpées, ne produisaient pas les mêmes effets nutritionnels selon qu'ils étaient consommés seuls ou en accompagnement, le bénéfice pouvant varier de 1 à 4. Autrement dit, pour la même portion, vous pouvez profiter de quatre fois plus de nutriments si vous savez marier les aliments entre eux. Par exemple, ils ont comparé la consommation de carottes avec ou sans ajout d'avocat. La présence d'avocat augmente significativement l'absorption des caroténoïdes. L'explication est simple : le fait d'ajouter un aliment gras favorise le passage des nutriments dans l'intestin.

Une pointe de moutarde révolutionnaire

Je tiens à mentionner les premiers travaux réalisés par une équipe de scientifiques allemands sur la moutarde forte. Ils ont identifié dans ce condiment une substance nommée l'isothiocyanate d'allyle. Ce composé existe aussi dans les brocolis, mais en faible quantité. Les recherches ont montré que ce composé avait un effet protecteur au niveau de l'ADN, et qu'il pourrait également être efficace contre les cancers.
Les scientifiques se sont intéressés en particulier aux mangeurs de saucisses très grillées qui y ajoutaient de la moutarde. Ils ont noté que la moutarde pouvait neutraliser l'impact nocif de ce type d'aliments, comme en diminuant le gras. En pratique, l'effet positif de la moutarde se manifeste à partir de 20 grammes par jour. Ces études demandent à être confirmées, mais en attendant, ne vous privez pas d'ajouter une pointe de moutarde à vos plats, pour le goût et pour vous faire du bien...

Marier la viande rouge

De nombreuses études soulignent le lien entre la consommation excessive de viande rouge et la fréquence des cancers du côlon. Les scientifiques ont remarqué que certaines populations friandes de grosses portions de viande rouge, au Texas par exemple, développaient plus de cancers digestifs que les autres. Il faut également

prendre en compte les modes de préparation pour pondérer ces données. C'est certain, le fait de consommer de la viande rouge carbonisée augmente les risques de cancers.
Lorsque vous mangez une viande très cuite, enlevez toutes les parties qui ont brûlé (voir *infra*). Ce sont des composés extrêmement cancérigènes contenant des benzopyrènes, qui produisent le même effet que les poisons contenus dans la cigarette.
Mais la bonne nouvelle pour les amateurs de viande rouge vient d'une équipe de chercheurs australiens. Ils ont noté qu'en associant les bons accompagnements avec la viande rouge, on réduisait nettement les risques de cancers du côlon. Les aliments recommandés sont ceux qui sont riches en amidon résistant et qui exercent une sorte de protection sur les muqueuses intestinales. Les amidons résistants ne sont pas digérés dans l'estomac ou dans l'intestin grêle, et arrivent ainsi dans le côlon en libérant des molécules protectrices, comme les butyrates. On les trouve dans les pommes de terre cuites, les haricots, ou encore les lentilles.
Finalement, les vieilles recettes de cuisine sont aussi bénéfiques pour la santé : le cassoulet avec ses haricots, le petit salé aux lentilles, et le fameux steak avec des pommes de terre... Quand la gastronomie est en phase avec la santé, c'est le début du bonheur !

La salade, souvent un faux prétexte !

Les consommateurs de salade choisissent toujours ce plat avec bonne conscience. Ils se disent que c'est un plat sain. Mais se font-ils vraiment du bien ? Par exemple, si la salade est composée d'aliments réputés très diététiques, comme le concombre ou les haricots verts, on a tendance à sous-estimer le nombre de calo-

ries qu'elle contient, a fortiori si elle est accompagnée de foie gras ou de fromage.
Selon le type d'assaisonnement choisi, une salade peut se transformer en un plat calorique qui emballe l'appétit, ou au contraire le freine. Comme nous l'avons vu, le sel est un accélérateur qui excite l'appétit et constitue un facteur de risque d'hypertension artérielle et de cancers de l'estomac. Je propose souvent de le remplacer par le poivre, le vinaigre et les herbes fraîches.
À l'inverse du sel, le poivre ne participe pas à la surcharge pondérale. Au contraire, il diminue l'appétit, permet de réduire les flatulences et de conserver un ventre plus plat après un repas. C'est un condiment ancien qui passionne les scientifiques d'aujourd'hui. Une équipe coréenne a démontré chez la souris un effet brûleur de graisses qui bloquerait leur accumulation. D'autres chercheurs au Canada ont mis en évidence de nouvelles propriétés du poivre chez la femme : il augmenterait la dépense énergétique.
Certains s'étonnent de ne manger que des salades et de ne pas perdre de poids. Ils ajoutent souvent qu'en plus, ils n'utilisent « que » de l'huile d'olive. L'huile d'olive a certes un goût excellent, mais elle est tout aussi calorique que les autres huiles, à savoir 90 calories pour une cuillère à soupe. Si vous agrémentez votre salade de trois cuillères à soupe d'huile, cela équivaut à une belle gaufre ! Je vous recommande l'utilisation de vaporisateurs d'huile, qui produisent le même goût, en apportant seulement 50 calories.
Le choix du vinaigre est tout aussi important. Il va donner de la saveur à la salade et présente de nombreux points positifs. Plusieurs études ont été publiées récemment sur le vinaigre de cidre. Il est issu de la pomme et en conserve un certain nombre de propriétés. Une équipe japonaise a montré l'impact du vinaigre sur la réduction du poids et la baisse des tri-

glycérides. Dans un premier temps, les chercheurs ont noté que, chez l'animal, l'acide acétique contenu dans le vinaigre diminuait les accumulations de graisses. Une autre étude a suivi durant trois semaines une population de femmes obèses au Japon. Elles étaient séparées en deux groupes ayant la même alimentation. Le groupe qui ajoutait 30 millilitres de vinaigre par jour (soit une cuillère à café bien remplie) réduisait son poids et son taux de triglycérides. Si l'on extrapole les résultats, cela correspondrait à 2 kilos en moins par an.

La puissance de l'ananas

Certaines recettes exotiques sont intéressantes. Il s'agit de plats qui associent viandes ou poissons avec de l'ananas frais. L'ananas contient une enzyme puissante, la broméline, qui facilite la digestion et réduit les gaz intestinaux. Résultat : un ventre plat et une sensation de légèreté après le repas. L'enzyme agit en découpant les protéines en acides aminés pour une meilleure absorption. La broméline contenue dans l'ananas est si puissante que les ouvriers qui travaillent dans les usines de conserves d'ananas sont obligés de porter des gants car elle peut attaquer la peau exposée. Pour information, la broméline fait cailler le lait, empêche la formation de gélatine et est aussi utilisée dans les industries agroalimentaires pour attendrir la viande et la rendre plus facile à mâcher.

Couper et trancher

Il arrive qu'un aliment présente des traces de brûlé. La croûte d'une pizza, d'une quiche lorraine, une viande ou un poisson trop cuits, des légumes grillés produisent des parties noires. Nous devons les éliminer avec un couteau car ces substances sont cancérigènes. Pensez

toujours à soulever votre pizza au restaurant pour regarder l'envers et vous assurer qu'elle ne présente pas ces traces noires. Chaque fois que vous le pouvez, pensez à enlever toutes les parties grasses visibles comme le gras du jambon, du gigot, du steak ou la peau du poulet... Ces graisses n'apportent rien de bon, seulement des calories inutiles.
Votre couteau est un instrument utile pour éliminer de nombreux éléments. La pomme est un bon exemple. Si vous souhaitez profiter de ses bienfaits nutritionnels, pensez à la peler : vous vous débarrasserez ainsi de 90 % des pesticides qui, rappelons-le, ne partent pas après un passage sous le robinet ou en les essuyant d'un coup de torchon. En outre, les épluchures doivent être les plus fines possible car les vitamines sont concentrées au plus près de la peau.

Pourquoi cinq fruits et légumes par jour ?

Depuis de nombreuses années, les messages diffusés par les autorités nous rappellent en boucle qu'il faut consommer cinq fruits et légumes par jour. Cette information entre dans le cadre de la prévention des maladies cardiovasculaires, des cancers, du cholestérol et du diabète. Les chercheurs ont noté qu'en ce qui concerne les maladies cardiovasculaires, chaque fruit ou légume consommé en diminuait de 5 % le risque.
Avec cinq fruits et légumes, on arrive en effet à une réduction de 25 %. Alors, pourquoi se limiter à cinq ? Avec logique et bon sens, les scientifiques se sont demandé si le fait d'en consommer davantage augmenterait nos chances d'avoir une meilleure santé. Les résultats ont montré que ce n'était pas le cas. C'est un peu comme avec les médicaments : il existe une dose au-delà de laquelle il n'y a pas de bénéfices supplémen-

taires pour la santé, et parfois même des risques d'effets secondaires.

La pomme, un aphrodisiaque naturel

Fruit mythique, la pomme jouit d'une excellente réputation pour notre santé. Ces bienfaits sont-ils une légende ou correspondent-ils à une réalité ? L'étude la plus récente est surprenante. Des scientifiques italiens ont étudié les liens entre la consommation de pommes et la libido féminine. Leurs travaux ont porté sur plus de 700 femmes âgées de 18 à 43 ans. Ils ont constaté que les femmes qui avaient l'habitude de consommer au moins une pomme par jour bénéficiaient d'une libido bien meilleure que celles qui n'en mangeaient pas. Le désir et l'énergie sexuelle étaient plus importants, et la lubrification meilleure. Ils ont mis en évidence un enthousiasme accru pour la sexualité avec des réponses physiologiques correspondantes. Les rapports sexuels dans le groupe « pomme » étaient jugés bien plus agréables et augmentaient en fréquence. Ces résultats sont en lien avec un composé de la pomme, la phloridzine, qui d'une certaine façon agirait comme une hormone sexuelle.
Dans un tout autre registre, des chercheurs de l'université d'Oxford estiment que manger une pomme par jour, chez les plus de 50 ans, diminuerait le nombre de décès de 8 500 personnes par an en Grande-Bretagne, ce qui est considérable. Précisons qu'il s'agit de décès liés aux maladies cardiovasculaires. Des scientifiques de Floride ont montré quant à eux que l'ingestion de deux pommes par jour contribuerait à baisser naturellement le taux de mauvais cholestérol (LDL), avec une efficacité toute particulière après la ménopause. Dans le groupe consommant les deux pommes, ils ont observé au bout de six mois une baisse d'un quart du mauvais

cholestérol. C'est un fait, les fibres contenues dans ce fruit contribuent à une meilleure santé cardiovasculaire. Pour finir, sachez que le jus de pomme foncé contient davantage de composés phénoliques, excellents pour la santé, que le jus clair. S'il est fraîchement pressé, c'est encore mieux !

Manger trop de protéines, c'est comme fumer 20 cigarettes par jour !

En Californie, le professeur Longo s'est penché sur les liens entre la quantité de protéines consommées par jour et la santé. Le sujet est d'actualité depuis que certains régimes hyperprotéinés ont été lancés à grand renfort de publicité, vantant leur efficacité pour maigrir vite. Qu'en est-il ?

Pour en avoir le cœur net, les scientifiques californiens ont employé des moyens importants. Ils ont recueilli des données sur 6 318 adultes de plus de 50 ans sur une période de dix-huit ans, en comparant leur consommation quotidienne de protéines au risque de mortalité, en particulier par cancer. Ils ont constaté que chez les gros mangeurs de protéines animales (au moins 20 % de protéines dans la ration calorique quotidienne), la mortalité était de 74 % plus élevée par rapport à ceux qui en consommaient moins de 10 % par jour. En pratique, le risque de mourir d'un cancer pour les consommateurs excessifs de protéines est multiplié par quatre, soit un risque équivalent à celui de ceux qui fument 20 cigarettes par jour.

Les protéines sont nécessaires à notre équilibre alimentaire. Il faut en consommer tous les jours, en quantités raisonnables, en tenant compte de son âge et de son activité physique. Les recherches ont montré que, chez les sujets âgés de 50 à 65 ans, la réduction de la quantité de protéines animales apportait une

De l'eau, mais pas trop

Les risques ne sont pas toujours là où l'on s'attend à les trouver. Par exemple, il faut boire de l'eau tous les jours pour être suffisamment hydraté. Mais les buveurs pathologiques d'eau, appelés potomanes, développent une maladie – nommée abusivement « diabète insipide » – dont ils peuvent mourir : les reins ne remplissent plus leur fonction de régulation, ce qui affecte la composition du sang.

diminution du nombre de cancers, mais qu'au-delà, cette donnée n'était plus vraie, les besoins en protéines étant accrus pour compenser les pertes musculaires physiologiques.

Il en va des protéines animales comme des autres nutriments, vitamines et minéraux : elles font partie intégrante de l'équilibre alimentaire quotidien. Qu'elles proviennent de viandes rouges ou blanches, de poissons, de produits laitiers, il faut savoir en varier les sources et les consommer avec modération. D'ailleurs, dans l'étude américaine que nous avons citée, le risque comparé à la consommation de cigarettes portait sur les très gros mangeurs de protéines animales, qui de plus oublient souvent de demander des légumes vapeur en accompagnement...

La cuisson qui fait du bien

Un même aliment cuit au micro-ondes, à la vapeur ou à la poêle n'aura pas les mêmes qualités nutritionnelles. Le mode et le temps de cuisson sont des données importantes. À certaines températures, les bienfaits des aliments disparaissent, et parfois même, des éléments toxiques se forment. Prenons l'exemple des brocolis. Tout le monde sait qu'ils sont bénéfiques pour la santé. Ils apportent des vitamines, des oligoéléments, des fibres et sont très peu caloriques. De nombreuses études soulignent leur possible rôle dans la prévention des cancers et des maladies cardiovasculaires. En les mettant au menu, on a le sentiment de gérer sa santé. Or les chercheurs se sont intéressés à ce que devenaient les antioxydants selon le mode de cuisson des brocolis. Et les résultats sont impressionnants : 97 % des nutriments en question disparaissent avec l'utilisation du micro-ondes, 66 % avec la cuisson dans l'eau bouillante, et seulement 11 % avec la cuisson vapeur.

Une cuisson excessive nuit à la qualité des aliments ! À l'inverse, la cuisson *al dente* est parfaite, car elle permet de conserver l'intégralité des micronutriments. Je recommande de couper les légumes en gros morceaux, afin de mieux protéger leurs atouts nutritionnels. Il faut mettre le moins d'eau possible pour la cuisson afin de mieux concentrer les nutriments. Ensuite, on peut utiliser l'eau de cuisson des légumes pour une soupe ou une sauce, afin de bénéficier d'un maximum de bienfaits nutritionnels.

Des scientifiques suédois ont identifié des substances contenues dans les épinards, les thylacoïdes, qui favoriseraient la perte de poids en augmentant la satiété et en diminuant l'absorption des graisses. Mais ces premières expérimentations demandent à être confirmées chez l'homme. Je vous conseille de faire votre marché le plus souvent possible, car quand vous stockez des épinards une semaine au réfrigérateur, ils perdent 50 % de leur vitamine B9. En revanche, les épinards en conserve ou surgelés ne subissent pas cette perte.

De nombreux travaux ont montré que consommer du poisson en moyenne trois fois par semaine permettait de maintenir un meilleur volume de substance grise dans le cerveau, surtout au niveau de l'hippocampe, zone clé de la mémoire. Or celle-ci a tendance à diminuer avec le temps, mais dans une moindre mesure chez les mangeurs de poisson. Les tests ont indiqué qu'ils avaient une mémoire plus performante. Là encore, le mode de préparation et la cuisson sont essentiels. S'il est légèrement grillé, à la vapeur, au four ou en papillote, il agit positivement sur la mémoire, alors que s'il est cuit en friture, il perd tous ses atouts.
À commencer par les fameux omégas 3, qui représentent cette partie active protectrice. Ils interviennent dans le maintien de la mémoire, mais aussi dans la prévention cardiovasculaire. Ils diminuent le taux de mauvaises graisses, comme les triglycérides, et fluidifient le sang. C'est pour cette raison que les infarctus du myocarde sont rares chez les Esquimaux ou les Japonais, grands consommateurs de poissons gras comme le thon ou le saumon. Ils ont raison de les consommer de préférence crus, en sushi ou en sashimi, car les omégas 3 sont très sensibles à la cuisson !

Les ali-caments

Il existe de nombreux médicaments pour faire baisser la tension artérielle, la glycémie ou le cholestérol. Ils sont efficaces, mais ne sont pas sans effets secondaires. Une fois que l'on a débuté un traitement, c'est comme si l'on prenait un abonnement à vie. On ne peut plus arrêter les médicaments, dont il faut souvent augmenter les doses au fil des ans. Il suffit de lire n'importe quelle notice pour comprendre que ces molécules ne sont pas anodines. Dans certains cas, on règle un problème mais d'autres apparaissent. Ma stratégie est de prescrire des médicaments uniquement quand ils sont indispensables.

Chaque fois que c'est possible, je propose des mesures hygiéno-diététiques qui, dans certains cas, suffisent. En dehors de la réduction de la surcharge pondérale et de la pratique quotidienne d'un exercice physique, il est important de privilégier des aliments qui vont vous aider naturellement et d'éviter ceux qui peuvent au contraire aggraver une situation, comme le sucre en excès chez le diabétique, les abats pour un sujet souffrant d'hypercholestérolémie ou d'excès d'acide urique, ou encore le surplus de sel chez un hypertendu.

Bien entendu, les aliments alliés n'agissent pas de façon « magique », mais consommés jour après jour, ils contribuent à la normalisation de nos constantes biologiques. Il suffit de les ajouter à notre alimentation quotidienne en fonction de nos goûts. Parfois, les résultats ne sont pas spectaculaires – comme par exemple la baisse de 10 % d'une constante –, mais conjugués entre eux, ils potentialisent leurs forces et deviennent plus efficaces.

Le cholestérol

Lorsqu'un sujet décide de prendre un médicament pour soigner son cholestérol, son taux baissera effectivement, mais une partie seulement du problème sera réglée. En effet, le cholestérol n'est qu'un facteur de risque cardiovasculaire parmi tant d'autres, comme la sédentarité, le manque d'exercice, la surcharge pondérale, l'excès de sucre dans le sang, l'hypertension artérielle, ou encore le tabac, pour n'en citer que quelques-uns. Il ne faut pas que le comprimé contre le cholestérol intervienne comme une hostie pour expier son péché de gourmandise et continuer, en toute impunité, à ingérer des graisses et du sucre en recevant l'absolution de la médecine.

Réduire son taux de cholestérol en modifiant son alimentation, c'est adopter une posture d'entrepreneur actif par rapport à sa santé. Il est nécessaire de diminuer non pas un facteur de risque, mais de modifier l'ensemble des facteurs de risque. Cette vision change tout en termes de prévention. Il est passionnant de découvrir que les aliments qui font baisser naturellement le cholestérol agissent aussi indirectement sur d'autres cibles. Certains diminuent les risques de diabète, d'autres la pression artérielle, ou encore la surcharge pondérale. Les aliments « anticholestérol » interviennent à différents niveaux : certains bloquent son absorption au niveau des intestins, d'autres apportent des fibres solubles qui vont aider à son excrétion ou agissent au niveau du cholestérol sanguin circulant.

Les aliments qui font baisser le cholestérol

L'aubergine

À l'origine, l'aubergine est un légume à basse teneur calorique (25 kcal/100 g). Le seul bémol va porter sur son assaisonnement, comme pour la salade. L'aubergine ne se consomme pas crue mais cuite, d'où la difficulté à ne pas la transformer en véritable éponge à graisses. Trop souvent, elle est proposée huileuse, ce qui entraîne un véritable déluge calorique. Simplement revenue et agrémentée d'herbes fraîches, de quelques gouttes de citron ou de vinaigre balsamique, elle prendra du goût et du relief en bouche. On a montré scientifiquement l'effet bénéfique de l'aubergine sur la baisse du cholestérol sanguin, notamment grâce à ses fibres.

Les lentilles, les pois chiches, les haricots rouges
Ces légumineuses ont l'inconvénient d'être longues à cuisiner. Si vous n'avez pas le temps, on en trouve dans le commerce déjà préparées, mais veillez à ce qu'elles soient natures.

Les carottes
Les lapins ont raison ! En consommant l'équivalent de deux carottes par jour, soit 200 grammes environ, on peut baisser son taux de mauvais cholestérol de 11 %. C'est ce qu'a démontré une étude réalisée aux États-Unis. La carotte contient des fibres et des pectines qui vont littéralement piéger les graisses dans le tube digestif et diminuer considérablement leur absorption et leur passage dans le sang. De plus, les carottes sont riches en vitamine E, qui agit contre le LDL cholestérol. Elles représentent en outre un apport très faible en calories (40 kcal/100 g) et permettent une digestion calme et harmonieuse.

Le thé vert
Le thé vert peut diminuer le taux de LDL cholestérol jusqu'à 16 %, ce qui est significatif. Le seul inconvénient est qu'il faut consommer au moins 10 tasses par jour pour obtenir ce résultat. Cela reste possible, mais il faut veiller à consommer le thé vert en première partie de journée car prise le soir, cette boisson peut perturber le sommeil chez certains sujets sensibles.

Une poignée de noix pour des années de vie

Une étude d'envergure a été réalisée à l'université de Harvard. Le docteur Fuchs et ses collègues ont collecté les données de 120 000 personnes suivies pendant trente ans pour mesurer l'impact de leur mode de vie et de leurs habitudes alimentaires sur leur santé et leur longévité. Le recul est désormais suffisant pour identifier les aliments les plus efficaces en termes de prévention santé. Car ce qui est ressorti de cette étude est très surprenant, à commencer par la puissance protectrice des noix.

Les noix se consomment toute l'année, seules ou pour agrémenter un plat comme une salade. De nombreuses études ont été réalisées pour évaluer l'impact de la consommation quotidienne de noix sur la santé. La bonne dose semble être une petite poignée de noix une fois la coque enlevée. Avec six noix, vous obtenez la juste quantité, ce qui représente environ 140 calories. Il existe dans le commerce des noix déjà décortiquées, qui présentent exactement les mêmes propriétés nutritionnelles.

Le fait de consommer chaque jour des noix permet de réduire d'environ 7,5 % – avec, chez certains sujets, des baisses allant jusqu'à 16 % – le taux de mauvais cholestérol. Des études ont été conduites sur les autres fruits à coque, en particulier les amandes et les noisettes et les résultats se sont également avérés positifs sur la baisse du cholestérol. Dans tous les cas, veillez à choisir des mélanges sans sel. D'autres recherches ont porté sur l'effet cardioprotecteur des noix, de par la présence des oméga 3. Enfin, il a été noté une amélioration de l'élasticité artérielle.

Les noix sont très caloriques, puisque 100 grammes apportent en moyenne 600 calories. Mais surprise : les sujets qui ont décidé de consommer tous les jours des noix pour réduire leur taux de mauvais cholestérol n'ont pas grossi, malgré ce supplément calorique important. En pratique, il s'agissait d'absorber quotidiennement jusqu'à 400 calories de plus apportées par les noix. Pourtant, l'aiguille de la balance n'a pas bougé pour autant. Les chercheurs ont émis plusieurs hypothèses pour expliquer ce phénomène. Les noix procurent une sensation de satiété, elles contiennent beaucoup de fibres et leur digestion entraînerait une dépense énergétique plus grande. Il semblerait que les noix interviennent pour diminuer l'inflammation digestive qui se produit après les repas. La mesure de la protéine C réactive, qui est un marqueur de l'inflammation, en témoigne. Lorsqu'il est augmenté, ce marqueur majore le risque de maladies cardiovasculaires. Au cours d'un régime à base d'aliments abaissant naturellement le cholestérol, elle diminue.

La cuisine des moines

Au Moyen Âge, il n'y avait pas de médicaments. Les monastères avaient pour vocation d'accueillir les plus démunis pour les soigner. Les moines disposaient de leur sens de l'observation, de plantes et d'épices. Au cours des siècles, ils ont pu évaluer les bénéfices de certains traitements. Or ce savoir, qui se transmettait de génération en génération, a progressivement été perdu pour être remplacé par la médecine moderne.
Au fil de mes recherches, m'inspirant de la médecine médiévale, j'ai mis en évidence que le fait de cuisiner avec certaines plantes et épices anciennes pouvait prévenir les maladies. J'ai sélectionné celles qui avaient bénéficié d'études scientifiques prouvant leurs effets sur la santé. Chacune a des vertus différentes et ne présente aucun danger. Ces épices ajouteront des cordes à votre arc pour mieux vous défendre contre les pathologies. De plus, elles apportent du goût et de nouvelles saveurs aux plats.

Le poivre des moines

Le poivre des moines est issu des baies d'un petit arbuste, le gattilier, que l'on trouve sur le pourtour de la Méditerranée. Une légende raconte qu'à l'origine, les moines le consommaient pour calmer leurs ardeurs sexuelles. C'est pour cela que cette plante prit le nom de « poivre des moines ». De nombreux bienfaits sont attribués aux vertus des plantes. La dimension naturelle et ancestrale d'un remède rassure. Malheureusement, les traitements provenant des herbes médicinales ne bénéficient que très rarement d'études scientifiques rigoureuses, tant au niveau de l'efficacité que de l'innocuité du produit.

Le poivre des moines en est un exemple. En effet, la jolie histoire du secret des moines pour calmer leur libido ne repose sur rien. En revanche, une équipe scientifique allemande de pointe travaille depuis plus de douze ans sur l'efficacité du poivre des moines sur le syndrome prémenstruel – qui apparaît chez certaines femmes quelques jours avant l'arrivée des règles, modifie leur humeur et leur donne un sentiment général d'inconfort physique. L'équipe a conduit deux grandes expérimentations qui ont porté sur plus de 160 femmes souffrant de ce syndrome. Pour que le facteur psychologique n'entre pas en ligne de compte, les chercheurs ont également constitué un groupe témoin, à qui l'on donnait ce que l'on appelle un placebo, c'est-à-dire un faux médicament. Les résultats ont été à chaque fois étonnants : avec seulement 20 milligrammes de poivre des moines par jour, la moitié de ces femmes a vu les symptômes totalement disparaître.

Dans tous les cas, je vous recommande de consulter préalablement votre médecin traitant avant d'utiliser ce traitement. En effet, si vous prenez déjà des médicaments contre le syndrome prémenstruel, il est possible qu'il existe des interactions avec des traitements hormonaux ou que l'on qualifie d'antidopaminergiques. Il existe aussi des contre-indications à l'utilisation du poivre des moines : la fécondation *in vitro*, la grossesse et l'allaitement. Quelques troubles digestifs, des maux de tête et des démangeaisons ont été signalés comme effets secondaires de façon exceptionnelle. Nul besoin de courir à la recherche de ce poivre spécifique, vous trouverez du gattilier en gélules dans les parapharmacies et magasins bio.

Le poivre des moines montre donc, dans la majeure partie des cas, une réelle efficacité pour faire disparaître ce syndrome pénible qui se reproduit chaque mois. Cependant chez une femme sur deux, il n'a aucun effet. La recherche médicale progresse actuellement pour essayer de comprendre ce phénomène. Les premiers travaux s'orientent vers une question de différences génétiques. Dans le futur, il est d'ailleurs possible que préalablement à un traitement médical, des tests génétiques soient effectués pour avaliser l'efficacité d'un médicament prescrit.

La lavande

Pour celles que le poivre des moines ne soulage pas, la lavande offre une bonne alternative. Le terme « lavande » vient du latin « *lavare* » qui veut dire laver. D'ailleurs, le mot « lavandière » vient du fait que les femmes ajoutaient de la lavande à l'eau de lessive pour que le linge sente bon. Utilisée depuis des siècles à titre d'antiseptique et pour ses effets apaisants, la lavande fait l'objet depuis environ dix ans de nombreuses études scientifiques pour en déterminer les vertus.

Plusieurs équipes ont mis en avant l'impact non négligeable de cette plante sur les douleurs prémenstruelles, qu'elle soit utilisée en tisane ou en huile dans un bain chaud, ce qui permet également de l'inhaler. Pour l'instant, les échantillons de population sont insuffisants pour tirer des conclusions. Mais compte tenu de l'innocuité de la lavande, il serait dommage de ne pas l'essayer en cas de douleurs prémenstruelles résistantes.

L'ail et le diable

Au Moyen Âge, l'ail avait la réputation d'éloigner le diable. Si le diable représente la maladie, alors la légende repose sur des réalités scientifiques ! Depuis des décennies, de nombreuses études ont permis de comprendre l'impact de la consommation régulière d'ail sur la santé. Pour récolter ses bienfaits, tout est une question de fraîcheur et de quantité. Il faut en consommer 18 grammes par semaine, soit six gousses fraîches. L'ail contient des actifs comme l'allicine qui sont désactivés par la cuisson. Il est recommandé de rajouter l'ail frais coupé en petits bouts en fin de cuisson pour conserver intactes ses propriétés nutritionnelles.
En pratique, l'ail permettrait de diminuer de 30 % la fréquence des cancers colorectaux et de 50 % celle des cancers de l'estomac. Il exercerait également une fonction protectrice contre les cancers de la prostate et du sein. Il a été par ailleurs signalé une diminution du cholestérol et des triglycérides.
Malheureusement, cet aliment souffre d'un gros défaut : il donne une haleine épouvantable ! Même le brossage des dents après le repas n'est pas efficace. En revanche, mâcher de la menthe, un grain de café ou du persil permet de retrouver une bonne haleine. Dernière solution : passer la soirée uniquement avec des personnes qui ont partagé le même plat !

De la saignée au don du sang

La saignée a été pratiquée de l'Antiquité jusqu'au Moyen Âge. Elle était alors prescrite pour toutes sortes de maladies. Elle a progressivement disparu, du fait de ses résultats aléatoires. Aujourd'hui, la saignée est encore ordonnée dans de rares cas, comme l'hémochromatose (surcharge en fer) et plus rarement en urgence, pour traiter un œdème aigu du poumon. Mais le don du sang qui est un geste gratuit et exemplaire d'altruisme constitue un moyen tout aussi efficace.
J'ai été heureux de découvrir les travaux de chercheurs finlandais. Ils ont mis en évidence le fait que le don du sang est bénéfique pour la santé, car il réduit le taux de fer présent dans l'organisme. Or le fer en excès augmente le risque d'infarctus du myocarde. Le taux d'oxydation et les radicaux libres s'élèvent, un peu comme si « on rouillait de l'intérieur »... Les résultats de l'étude sont sans appel : sur les 2 682 hommes suivis, âgés de 43 à 61 ans, ceux qui donnaient leur sang deux fois par an réduisaient de 88 % les risques d'infarctus du myocarde. Certains scientifiques avancent l'hypothèse que la longévité supérieure des femmes s'expliquerait par le fait des règles, qui constituent une sorte de « saignée » mensuelle. Une autre équipe a suivi 1 200 personnes pendant plus de quatre ans. Ils ont constaté que les donneurs de sang réguliers réduisaient les risques de cancer. Comme quoi, une bonne action est souvent récompensée...

L'artichaut de Jérusalem

Le topinambour se traduit en anglais par *Jerusalem artichoke*. Aujourd'hui, il fait partie des légumes oubliés. Sa consommation durant la Seconde Guerre mondiale, dans un climat de disette, lui a donné, à tort, une image

négative. Or ce légume possède un atout étonnant : son potentiel ventre plat. Les topinambours contiennent une très forte quantité de fructanes, riches en inuline. Les fructanes sont de puissants prébiotiques, c'est-à-dire qu'ils génèrent naturellement une flore bénéfique qui réduit les gaz intestinaux tout en produisant des selles plus volumineuses. Ils favorisent la croissance des bonnes bactéries intestinales qui veillent à une parfaite écologie du tube digestif en diminuant les facteurs de putréfaction.
Certains travaux soulignent qu'ils pourraient même jouer un rôle dans la prévention du cancer du côlon. Je ne peux donc que vous recommander la consommation de ce légume d'antan qui apporte bien-être et confort digestif pour un coût très faible.

La sauge

« Qui a de la sauge dans son jardin n'a pas besoin de médecin », dit le proverbe. Tout comme le poivre des moines, cette plante originaire d'Asie s'est développée dans les régions méditerranéennes et a largement été utilisée par les religieux, qui la cultivaient dans les jardins monastiques pour soigner différents maux. Des études scientifiques récentes montrent que la sauge pourrait améliorer la mémoire, avoir des effets anti-inflammatoires et contribuer à diminuer le taux de sucre dans le sang.
Concernant la mémoire, l'étude a porté sur 36 sujets en bonne santé qui absorbaient un placebo pour les uns, une gélule de sauge pour les autres. Les résultats ont prouvé que le groupe « sauge » affichait une meilleure mémoire lors de tests mnésiques. Toutefois, il s'agit d'une étude inaugurale et il faudra attendre d'autres expérimentations sur des populations plus nombreuses pour pouvoir en déduire un réel effet.

Puisque cela peut prendre des années avant d'arriver à une conclusion définitive et comme il n'y a aucun danger *a priori* à absorber une tisane à base de sauge ou à l'utiliser pour cuisiner, vous pouvez donc tester par vous-même son efficacité et vous forger votre propre opinion. Quand la science émet une première piste et que la prise de l'aliment est sans risque, vous avez tout à gagner à essayer.

La détox « carême »

La publicité et les médias nous présentent souvent des cures « détox express ». Or, c'est un antagonisme. Une détoxification de l'organisme nécessite de la patience. La durée du carême – soit quarante jours – correspond à des modifications biologiques et physiologiques qui se réalisent pendant ce laps de temps. Elles soulignent l'importance de pratiquer une fois par an une cure pour nettoyer son organisme et réapprendre à se nourrir autrement. Les études scientifiques ont montré qu'il faut six semaines pour qu'une alimentation saine produise une diminution du taux de cholestérol et de sucre dans le sang.
Pour baisser naturellement ces taux par un changement d'alimentation, ce « carême » est nécessaire. La prise de sang pratiquée avant et après cette période en témoignera. Des indicateurs biologiques plus techniques comme la CRP – marqueur de l'état inflammatoire général – seront diminués.
Durant ces six semaines, il faut garder en mémoire que les papilles gustatives seront renouvelées quatre fois ; la totalité de la peau du corps une fois ; la capacité mucociliaire des bronches sera entièrement régénérée ; la couche de cellules qui tapisse les intestins sera refaite sept fois ; un tiers des globules rouges seront remplacés. Suivre une alimentation plus saine permet à votre corps

de se régénérer dans d'excellentes conditions. Vous lui offrez six semaines de vacances pour qu'il retrouve ses équilibres biologiques originels et ainsi une excellente santé.

Chapitre 2

PRENDRE SOIN DE SON CORPS

« Mon corps est un jardin,
ma volonté est son jardinier. »
William Shakespeare

Se muscler

Et si le médicament universel existait ? Une potion magique qui nous protégerait efficacement des principales maladies ? Cette recette miraculeuse est à portée de main, et pourtant nous ne l'utilisons que trop peu : c'est l'activité physique régulière. L'exercice intervient dans la lutte contre la maladie d'Alzheimer, les cancers et les pathologies cardiovasculaires. Il est en première ligne pour renforcer le système immunitaire, lutter contre l'anxiété et la dépression et freiner l'ostéoporose. Il aide également à maintenir un poids de forme. Or vous savez désormais que la surcharge pondérale, véritable problème de santé publique, entraîne un cortège de dommages collatéraux : hypertension, diabète, cholestérol, etc.
Ce principe très simple d'une activité régulière est pourtant à l'opposé de ce qui a été prôné pendant longtemps : l'idée de se ménager pour faire de vieux os. Comme si en s'économisant, on s'usait moins vite. Cette « précaution » s'avère désastreuse pour la santé. L'inactivité, tant physique qu'intellectuelle, accélère de façon considérable le vieillissement et provoque de nombreuses maladies.

L'élixir secret des muscles

Les cancers des muscles sont très rares, bien que notre masse musculaire représente 35 % du poids de notre corps. Le cancer « du muscle cardiaque », notamment, est exceptionnel. Le cœur débite 5 litres de sang par minute, tout comme les reins. Pourtant, les cancers des reins sont fréquents, alors que leur exposition à des toxiques résiduels cancérigènes dans le sang est la même. Comment expliquer que les muscles soient épargnés par les cancers, alors que les autres organes sont souvent touchés ?

Les études scientifiques démontrent qu'une activité physique quotidienne, à raison de trente minutes par jour sans s'arrêter, diminue de 40 % les risques de cancers. Les muscles sécrètent alors un « élixir » protecteur qui commence à livrer ses secrets. Je participe actuellement à des recherches sur le rat-taupe nu. Cet animal est une souris sans poils, qui vit en Afrique de l'Est. Il détient le record de la longévité en bonne santé. Il peut vivre trente ans exempt de maladies, alors que les souris meurent au bout de deux ans en moyenne, souvent de cancers.

Par comparaison, c'est comme si nous pouvions vivre jusqu'à 600 ans en pleine forme ! Ce rat est résistant à tous les cancers. L'exposer à des produits cancérigènes puissants ou lui implanter des cellules cancéreuses redoutables n'y fait rien : il évite tout développement de tumeurs. Pourquoi ? Une première étape a été atteinte dans cette recherche. Il s'est avéré que le rat-taupe nu sécrète dans ses cellules une substance appelée acide hyaluronique qui est de haut poids moléculaire. C'est celle-là même qui est utilisée en médecine esthétique pour combler les rides, mais l'acide du rat-taupe nu est beaucoup plus lourd dans sa structure. Il exerce une pression plus forte au niveau de chaque cellule, ce qui rappelle la pression augmentée par les muscles ou à l'intérieur du cœur.

De même chez les poissons, le sébaste à œil épineux atteint une longévité rare. Ces animaux vivent en grande profondeur et sont donc exposés à des pressions extrêmes. On a découvert que leur durée de vie se situe entre 157 et 205 ans. Ceux qui vivent le plus longtemps viennent des grands fonds (874 mètres).
Dans un autre domaine, on a observé au niveau expérimental qu'une grande pression exercée de façon externe sur des tumeurs mammaires induisait une régression de ces cancers. À l'inverse, les astronautes qui subissent une pression atmosphérique plus basse voient leur système immunitaire affaibli. Il se dégage de ces observations une première hypothèse : une corrélation entre l'augmentation de la pression, qu'elle soit extra- ou intracellulaire, et la protection contre les cancers.

L'autoguérison musculaire

De récentes découvertes viennent encore de démontrer les effets bénéfiques de l'activité physique. Elle peut agir au cœur de nos cellules jusqu'au niveau des chromosomes pour les réparer. Cette donnée est essentielle, car le talon d'Achille du corps humain réside justement dans la vulnérabilité liée au renouvellement cellulaire. Comme nous l'avons vu dans la première partie, nos cellules s'usent au fil du temps et d'autres sont produites pour les remplacer. Or plus on avance en âge, plus le risque d'erreurs augmente – erreurs qui sont à l'origine de nombreuses maladies comme les cancers.
L'activité physique renforce l'ADN et diminue le nombre de mauvaises copies. Pour comprendre l'effet bouclier de l'activité physique, il convient de passer les muscles à la loupe. En dehors de leur fonction motrice, ils produisent (par stimulation) des actifs qui agissent comme des talismans. La quantité de substance émise détermine une dose plus ou moins efficace selon l'effort

fourni. Plus l'exercice est quotidien et soutenu, plus les muscles se développent, et plus la quantité produite est importante.
À l'inverse, un sujet âgé qui ne fait aucun sport voit ses muscles fondre comme neige au soleil. Les efforts déployés au quotidien – c'est-à-dire au cours d'une journée normale sans faire d'exercice – sont loin d'être suffisants pour obtenir des effets protecteurs efficaces. Nous arrivons à la notion de dose minimale. En pratique, il faut une activité d'au moins trente minutes par jour pour profiter des bienfaits sur les muscles.

Les bienfaits de l'exercice

Faire de l'exercice tous les jours, c'est prendre un nouveau départ et se dire que le vieillissement n'est pas inéluctable, sachant que la longévité dépend de la façon dont nous entretenons notre organisme. Notre corps est une mécanique de haute précision qui a besoin que l'on en prenne soin chaque jour. En dehors de la prévention des maladies, l'activité physique, quand elle est régulière et bien conduite, améliore de façon spectaculaire la qualité de vie. Elle permet la sécrétion d'endorphine, que j'appelle l'hormone du bien-être. La production d'endorphine réduit le stress et chasse les idées noires. Elle est sécrétée au cours de l'exercice, mais ses effets se prolongent pendant des heures.
L'activité physique possède d'autres avantages. Réaliser un effort quotidien permet de moins se fatiguer au cours de la journée. Les muscles deviennent plus solides, plus fermes et consomment moins d'énergie, par exemple pour monter un escalier. Le cœur bat moins vite, on est moins essoufflé. Davantage de graisses sont brûlées et les muscles remplacent peu à peu le gras. La silhouette se dessine, ce qui fait gagner en esthétique et en estime de soi. Ce point est important, car de nombreuses per-

sonnes détestent leur physique, leur ventre en avant ou leurs bourrelets. Elles ne s'aiment pas et leur corps le leur rend bien. C'est un véritable cercle vicieux. Un corps trop gras et mou déprime, angoisse et génère des pulsions alimentaires destructrices. Le sujet se jette sur des aliments gras ou sucrés pour combler sa mauvaise conscience. Au moment de ces passages à l'acte, des phrases tournent en boucle, comme : « Au point où j'en suis, cela ne changera plus rien », « Je vais manger n'importe quoi, mais demain je me mets au sport ». Évidemment, ces bonnes résolutions ne seront jamais effectives.

L'exercice physique offre en revanche un formidable niveau de valorisation de soi et de fierté à chaque petit défi quotidien relevé. Un cercle vertueux s'instaure alors, qui s'amplifie jour après jour. Une fois que l'on a intégré cette discipline dans son emploi du temps, les choses deviennent de plus en plus faciles, car les endorphines prennent le relais. On s'habitue vite aux sensations agréables générées par les hormones du bonheur. Une sensation de manque est même ressentie lorsqu'on ne pratique pas de sport pendant un ou deux jours. Et c'est tout naturellement que l'on s'y remet, pour le plaisir de retrouver ces effets délicieux.

L'hormone du bonheur : l'endorphine

Les endorphines sont sécrétées par l'hypophyse. Elles provoquent une sensation de bien-être, de détente et de relaxation. Leur structure chimique est proche de celle de la morphine. Mais à l'inverse des drogues qui sont dangereuses, elles ne comportent aucun risque pour la santé, bien au contraire. Des études scientifiques ont montré les bénéfices inattendus des endorphines. Par exemple, elles renforcent nos défenses immunitaires, ce qui permet de mieux se protéger contre les maladies.

Ce point est capital car plus on avance en âge, plus nos défenses immunitaires diminuent. Comme il n'existe aucun médicament pour renforcer l'immunité, nous comprenons le rôle précieux de ce bouclier naturel.
Ces données expliquent en partie pourquoi des travaux scientifiques ont souligné l'action protectrice des endorphines au niveau des cancers. Ce qui est spectaculaire, c'est que nous avons la capacité d'augmenter en quelques minutes, grâce à notre propre volonté, notre taux d'endorphine, et ce jusqu'à cinq fois le taux de base, avec un bienfait positif qui se prolongera toute la journée. Les marathoniens connaissent bien la sensation d'euphorie de la course, tout comme les adeptes de l'exercice physique quotidien. Dans d'autres circonstances, lors des rapports sexuels par exemple, le corps augmente sa production d'endorphines. Ces substances ont également un rôle antidouleur significatif. Durant un effort physique soutenu, c'est leur libération qui atténue la souffrance et nous permet de continuer.
Grâce à une pratique régulière, de nombreux adeptes de la méditation arrivent à augmenter ce taux. Pour mesurer l'activité cérébrale, on utilise un électroencéphalogramme. De façon surprenante, la méditation permet d'augmenter les ondes alpha émises au niveau du cerveau qui génèrent bien-être et détente (un paragraphe consacré à la méditation se trouve en partie 5).

Ne pas faire semblant

On l'a vu, pour que les mécanismes protecteurs se déclenchent lors d'une activité physique, il faut pratiquer au minimum trente minutes d'exercice par jour sans s'arrêter. Durant les vingt premières minutes, vous brûlez des sucres. C'est seulement après ce laps de temps que vous vous attaquez aux mauvaises graisses. C'est pour cette raison que des activités comme la marche

en ville – où l'on « piétine » souvent – ou la pratique du golf ne produisent pas de résultats significatifs. Il existe une foule d'activités plus efficaces : marche rapide, vélo, natation, fitness, footing.
L'important est d'augmenter régulièrement l'intensité de l'effort. Attention, quel que soit l'exercice, il faut toujours veiller à ce que la fréquence cardiaque ne dépasse pas 220 battements par minute moins votre âge. Par exemple, pour une personne de 50 ans, la fréquence cardiaque ne doit pas dépasser 170 (220 moins 50). Au cours de l'effort, le rythme s'accélère, ce qui est une réaction physiologique normale d'adaptation. Après l'exercice, le cœur reprend sa fréquence normale. Il est nécessaire de faire le point chaque jour afin de ne pas faire reculer ses performances. Je ne le dirai jamais assez : l'activité physique quotidienne est fondamentale pour rester en bonne santé ! Toute la difficulté réside dans la régularité.
On peut facilement trouver de bonnes excuses pour faire l'impasse : on est trop fatigué, la journée a été chargée ou on a tout simplement une « grosse flemme » ! Pour éviter ces écueils, vous devez mettre en place une stratégie personnelle d'autodéfense.

Se conditionner

Plaisir et exercice doivent être indissociables. Il faut que le moment de l'activité physique soit un rendez-vous quotidien que vous attendez avec plaisir. Sur un vélo fixe, un elliptique, ou encore sur un tapis de course, je vous suggère de regarder la télévision ou de suivre sur votre tablette des séries dont les épisodes sont formatés entre quarante et cinquante minutes, ce qui est une durée idéale.
Tous les jours, vous aurez envie de connaître la suite de votre série et le tour sera joué ! Il est impératif que

vous vous interdisiez de regarder l'épisode suivant sans faire votre exercice. Si vous pratiquez dehors (course, marche, etc.), prenez votre baladeur MP3 et écoutez de la musique ou des émissions qui vous intéressent en podcast. Concernant la natation ou le fitness, vous pouvez vous inscrire à des cours collectifs. Le coach sera là pour vous donner des consignes et l'émulation collective fera passer le temps.
Sans distraction, sans musique, l'exercice apparaît la plupart du temps plus difficile et ennuyeux et vous risquez de ne pas tenir dans la durée. Je le répète, la pratique régulière d'un sport entraînera des modifications profondes dans votre corps et, progressivement, votre organisme réclamera lui-même sa dose quotidienne.

Varier les plaisirs

Si vous pratiquez toujours le même exercice, dans un laps de temps similaire, vous produirez de moins en moins d'efforts. Cela signifie que les mécanismes physiologiques protecteurs perdront aussi progressivement en performance. L'idéal est de varier les activités, en alternant marche, natation, footing, musculation, vélo, etc.
En pratiquant des efforts différents, vous allez solliciter d'autres muscles, les stimuler et faire monter en puissance leur activité. Il est nécessaire de vous fixer des objectifs pour cela. L'achat de petits haltères est une bonne alternative. Vous augmenterez chaque mois leur poids, en partant de 1 kilo pour atteindre un objectif final de 10 kilos. Vous pouvez également monter à pied les escaliers qui se trouvent sur votre chemin, depuis chez vous jusqu'à votre lieu de travail.
Au début, gravissez-les normalement, puis de plus en plus vite. Ou encore, descendez une station de métro ou un arrêt de bus avant votre destination, puis deux,

et ainsi de suite. Toutes les astuces sont bonnes pour solliciter davantage votre corps.

Chanter

Peu de gens le savent, mais chanter représente un véritable sport, qui mobilise pas moins de 300 muscles ! Si nous écoutons volontiers des chanteurs d'opéra ou de variétés, aujourd'hui plus personne ne chante ou presque, même sous la douche. On n'ose plus, par peur du ridicule ou par manque d'envie. Il y a bien eu un soubresaut avec la mode du karaoké, il y a quelques années, mais seuls quelques irréductibles résistent encore ! C'est dommage, car le chant est un véritable élixir de bonne santé à la portée de tous.

Des chercheurs ont étudié le bénéfice du chant sur la santé et les résultats sont encourageants. Chanter constitue une coupure au sein du quotidien, permet de changer d'état d'esprit et donne un nouvel élan. Quelque chose de magique se diffuse alors, une sensation de bien-être et de sérénité qui se poursuit encore après la performance. D'ailleurs, le chant libère de petites quantités d'endorphine, que vous connaissez bien désormais. Fredonner sous une douche froide, c'est bénéficier d'une double dose d'endorphines pour démarrer la journée dans une forme olympique. Faites l'essai et vous serez surpris ! Pour chanter, il est important de se tenir droit, de bien respirer et de monter sa voix *crescendo*.

Les cordes vocales ont un niveau de tension lié à notre degré de nervosité ou de stress. Il suffit d'écouter la voix d'une personne anxieuse pour comprendre à quel point son timbre trahit son état émotionnel intérieur. Le chant procure une véritable détente des cordes vocales, un peu comme si vous leur administriez un massage doux. La pratique régulière du chant augmente en outre la confiance en soi. Elle permet de mieux gérer ses émotions et de s'ouvrir aux autres. Enfin, le fait de travailler sa respiration profonde, pour mieux moduler sa voix, s'apparente à certains exercices de yoga.

Mozart détient l'immunité !

L'une des clés de notre santé est en étroite relation avec la qualité de notre système immunitaire. Nous l'avons vu, il n'existe pas à ce jour de médicament pour dynamiser l'immunité. Cependant, tous les moyens sont bons pour gagner en performance ! À ce titre, les travaux d'une équipe scientifique allemande sont passionnants. Les chercheurs ont analysé le taux des défenses immunitaires des membres d'une chorale avant et après leur interprétation du *Requiem* de Mozart. Les résultats ont montré une augmentation des défenses immunitaires et des hormones améliorant l'humeur.

Il existe donc des incidences physiologiques positives, mais aussi des effets psychologiques bénéfiques liés au fait de chanter dans une chorale, qui renforce le lien social.

D'autres recherches sur le chant ont établi qu'il diminuait les ronflements. La faiblesse du voile du palais et de la partie supérieure de la gorge intervient comme l'un des facteurs favorisant le ronflement. Or chanter oblige à mieux respirer, ce qui majore les apports en oxygène dans tout le corps et augmente la capacité respiratoire. Quand on sait que si l'on dépliait au sol la surface de nos poumons, celle-ci représenterait l'équivalent d'un terrain de tennis, on comprend à quel point le fait de bien respirer est essentiel pour la santé. Maintenir une note ou augmenter le ton correspond aussi à un excellent exercice des muscles abdominaux. C'est une façon plus joyeuse de se constituer une bonne ceinture abdominale que de faire des pompes !

Entrer dans la danse

Danser est devenu une activité que nous pratiquons trop peu souvent. Les résultats des recherches montrent au contraire qu'il serait bénéfique de pratiquer la danse au moins deux fois par semaine, et ce, quel que soit notre âge, tant elle est excellente pour l'organisme. Elle favorise l'équilibre, la flexibilité et la coordination des mouvements. Un nombre important de muscles est mobilisé, ce qui explique la forte dépense énergétique : 300 calories par heure en moyenne.

Le travail sur l'équilibre requis est essentiel, en particulier chez les sujets âgés pour prévenir les chutes. Outre le plaisir qu'elle procure, la danse augmente la force musculaire et améliore la qualité de la posture. Les scientifiques ont aussi prouvé qu'elle agissait comme un véritable antidépresseur, en diminuant le stress et l'anxiété.

Par ailleurs, elle augmenterait les capacités de la mémoire. L'étude clé qui en apporte la preuve scientifique a été publiée dans la prestigieuse revue *New England* et a porté sur 469 sujets, âgés en moyenne de 75 ans, sur une période de cinq ans. Les résultats ont montré que les personnes qui pratiquaient régulièrement la danse présentaient un risque nettement diminué de détérioration mentale, comme les démences séniles. Les chercheurs ont émis plusieurs hypothèses pour expliquer cet effet protecteur surprenant. La danse entraîne une amélioration de la circulation sanguine cérébrale liée à l'exercice physique, une baisse du stress, de la dépression et du sentiment de solitude par l'optimisation du lien social. La mémorisation des différents mouvements, la participation du partenaire et aussi la petite dose d'improvisation nécessaires font énormément de bien.

Cette notion de créativité est importante : elle permet de combattre la routine, qui est l'un des facteurs de risque majeur du vieillissement. Par le changement des musiques et des rythmes, la danse oblige à s'adapter en permanence, ce qui est excellent pour les capacités cérébrales. Danser pendant trente minutes correspond à une véritable activité physique, avec tous les effets protecteurs qui en découlent. Il suffit d'un peu de musique et de temps. À noter, la pratique d'une activité physique à deux fait monter le désir de l'un envers l'autre. La transpiration permet de diffuser des phéromones qui augmentent l'attirance sexuelle. Quant à la sécrétion d'endorphine et d'adrénaline, elle aiguise la sensation de plaisir et allume le désir.

On a l'âge de son périnée

De la même manière qu'on se lave les dents tous les jours, il est nécessaire de consacrer trois minutes par jour à la bonne santé de son périnée. Ce nouveau rituel va changer de façon spectaculaire votre qualité de vie. Le périnée est formé par l'ensemble des muscles situés entre l'anus et les organes génitaux : vulve et vagin chez la femme, bourses et pénis chez l'homme. Cette partie très intime logée entre les cuisses est un véritable socle de force et d'équilibre.

Le périnée est essentiel aussi bien pour la continence urinaire que pour le plaisir sexuel, et ceci autant pour les hommes que pour les femmes. Physiologiquement, on perd 1 à 2 % de muscles par an et les muscles périnéaux diminuent dans la même proportion si l'on ne s'en occupe pas. L'addition sera lourde : chez la femme, on note une diminution du plaisir sexuel, et chez l'homme, des érections instables et manquant de fermeté. À terme, hommes et femmes sont susceptibles de souffrir d'incontinences urinaires d'effort, d'un sphincter

anal qui manque de tonicité et peut provoquer de petites fuites, ou encore d'un mauvais contrôle de l'émission des gaz intestinaux.
Un périnée musclé contribue en revanche à éviter les douleurs lombaires, car les tensions pour soutenir les organes diminuent. Pour comprendre le rôle fondamental de cet ensemble musculaire, sachez que la moitié du poids de votre corps réside dans votre tronc. Pour une femme de 60 kilos, cela fait 30 kilos. Imaginez maintenant un sac que vous remplissez avec 30 kilos de pommes de terre et avec lequel vous vous promenez toute la journée. Au fil des heures, le fond du sac va se distendre. C'est la même chose avec votre périnée : il représente la membrane qui évite que certains de vos organes ne s'affaissent.
Des forces monumentales s'exercent et s'il n'est pas assez solide, c'est le début des ennuis : descentes d'organes, incontinence urinaire, éjaculation précoce ou difficultés à éjaculer, absence d'orgasme chez la femme, poussées d'hémorroïdes, etc. La perte de la force musculaire du périnée se traduit donc par des pathologies qui nécessitent, selon les cas, des traitements médicaux ou chirurgicaux qui ne seront pas toujours couronnés de succès. C'est un fait, un périnée qui s'affaiblit participe à une usure accélérée du corps. Pour éviter ce désagrément, il faut donc le faire travailler.
Les progrès modernes sur la musculature périnéale sont issus des travaux du professeur Arnold Kegel, qui a mis au point de façon précise les exercices adéquats pour traiter l'incontinence urinaire. Il faut savoir que ces incontinences se produisent souvent lors d'efforts, de toux ou d'éclats de rire, par exemple. Il ne s'agit pas d'un phénomène mineur, puisque 12 % des femmes de 20 à 29 ans sont concernées et 25 % des femmes entre 60 et 69 ans.

En dehors du traitement de l'incontinence, les exercices périnéaux de Kegel sont utiles dans de nombreux cas : après l'accouchement pour retrouver une bonne tonicité périnéale, ou en dehors des grossesses pour améliorer les orgasmes. S'il est important de muscler son périnée, il faut également en prendre soin. Évitez de transporter des objets lourds, surtout si vous n'y êtes pas habitué. Luttez contre la constipation, qui oblige à augmenter la pression abdominale, donc la tension périnéale. Enfin, pour bénéficier d'un bon transit, consommez des fibres, buvez suffisamment et adoptez aux toilettes les bonnes positions que j'ai décrites dans mon précédent ouvrage[1]. Il est également évident que les kilos en trop sont pénibles à supporter à ce niveau-là aussi.
La légende raconte que Cléopâtre disposait d'une musculature périnéale impressionnante. C'est peut-être cette botte secrète qui lui a permis de constituer un empire ? De même, les livres indiens anciens évoquant le tantrisme – que l'on peut définir comme un yoga sexuel – prodiguent de précieux conseils quant à la maîtrise des rapports sexuels et à la musculature du périnée.

Localiser son périnée

Chez l'homme, il est possible de le localiser en plaçant deux doigts sous les testicules et en marquant une pause au milieu de la miction. Vous sentirez nettement la contraction des muscles du périnée. Pour les femmes, il suffit d'introduire un doigt dans le vagin et de s'efforcer de le serrer pour bien sentir les muscles périnéaux se contracter. Au moment de la contraction, votre doigt doit être comme aspiré.
En couple, la femme peut demander à son partenaire d'introduire son pénis afin qu'elle puisse s'exercer. Il

1. *Le meilleur médicament, c'est vous !*, Albin Michel, 2013 ; Le Livre de Poche n° 33606.

existe une autre méthode pour effectuer ce contrôle, mais elle est plus délicate à mettre en œuvre. Le doigt est introduit avec de la vaseline dans l'anus et la contraction périnéale provoque un resserrement sur le doigt. Ce test diagnostic est très rarement utilisé.

« Stop pipi » pour bien localiser le périnée

Le principe est simple, et bien connu des femmes qui ont suivi une rééducation périnéale après un accouchement. Au moment de l'émission des urines, arrêtez brutalement d'uriner, maintenez une contraction de cinq secondes, puis relâchez la contraction pour terminer votre miction.
Recommencez l'exercice jusqu'à vous assurer que vous avez bien identifié votre périnée, et la sensation de contraction qu'il faudra obtenir avec les prochains exercices qui vont être décrits.

Service secret

Cet exercice doit toujours se pratiquer la vessie vide. Il consiste en une série de 20 contractions des muscles intimes deux fois par jour. À chaque contraction, tenez en comptant jusqu'à 5. Au début, vous ne tiendrez qu'une à deux secondes mais petit à petit, vous progresserez. Si vous réussissez à atteindre dix secondes, vous obtiendrez un périnée en « acier ». Cet exercice peut se réaliser n'importe où, en toute discrétion. Vous pouvez être debout, assis, couché. Veillez à ne pas contracter les muscles fessiers, abdominaux ou des cuisses. Au début, vous pouvez laisser vos doigts sur la région périnéale pour bien sentir l'exercice. L'ensemble ne prend que deux minutes par jour et après six semaines, les résultats seront là. Chez la femme, le plaisir sexuel s'en trouvera décuplé et chez l'homme, les érections seront plus fermes et le contrôle de l'éjaculation bien meilleur.

Encore plus difficile !

Pour ceux qui souhaitent aller plus loin en performance, il existe des exercices plus techniques.

Le grand écart (féminin)
Insérez deux doigts dans votre vagin puis écartez-les. Avec la force des contractions périnéales, vous devez rapprocher vos doigts. Faites des séries de 10 contractions. L'exercice est très efficace et contribue à bien muscler le périnée. Au préalable, les mains seront soigneusement lavées, sans bagues et les ongles coupés court.

La chaise à ressorts (mixte)
En position assise, serrez puis relâchez les muscles de l'anus pendant cinq secondes, comme si vous vous reteniez d'aller à la selle ou que vous bloquiez discrètement l'émission d'un gaz face à un interlocuteur. Vos muscles abdominaux, vos fessiers et vos cuisses doivent rester au repos pendant toute la durée de l'exercice. Si ce dernier est correctement effectué, vous devez sentir votre anus s'élever de quelques millimètres du plan de la chaise. Après une semaine, vous pouvez augmenter la durée des exercices et passer à dix secondes.

Le livre fermé (mixte)
Mettez-vous en position assise, les pieds à plat sur le sol. Placez un livre entre vos genoux puis contractez vingt fois sans faire tomber le livre. Vous renforcerez efficacement les muscles intérieurs des cuisses ainsi que les muscles pelviens.

Le vélo, oui, mais...

Les amateurs de vélo doivent connaître quelques règles de base, qui leur permettront de bénéficier des bienfaits de ce sport, sans ses inconvénients. En effet, de nombreuses études ont identifié des pathologies liées à la pratique intense de la bicyclette, tant chez l'homme que chez la femme. Pour l'homme, il s'agit de troubles de l'érection, tandis qu'il a été observé une diminution des sensations génitales lors des rapports sexuels pour la femme. D'autres recherches ont fait le rapprochement avec la survenue de crises d'hémorroïdes.

Enfin, des scientifiques ont évoqué de possibles liens de causalité entre la pratique intensive du vélo et les cancers de la prostate. Je tiens à souligner que les PSA (antigènes prostatiques spécifiques) peuvent être artificiellement augmentés dans les trois jours qui suivent la pratique intensive du vélo. Je ne recommande pas d'arrêter ce sport, qui est excellent pour la santé, mais d'apprendre comment éviter les problèmes provoqués par une compression excessive sur la selle. Le périnée, s'il est longuement comprimé, va subir jusqu'à sept fois la pression qui est exercée lorsque vous êtes assis sur une chaise.

Imaginez-vous assis sur un siège qui aurait la forme d'une selle longue et dure, avec en plus des mouvements réguliers liés au pédalage. Il y a vraiment de quoi déclencher une souffrance. Certes, les symptômes sont plus marqués chez les coureurs professionnels ou les coursiers. Chez l'homme, une trop forte compression périnéale provoque une pression sur l'artère pudendale et le nerf afférent, qui assurent la circulation et l'innervation de l'appareil génital et sont par conséquent indispensables à l'érection. Après une course, certains cyclistes signalent des sensations d'engourdissement du pénis et des brûlures en urinant.

Les trois règles pour bien pédaler

Une selle large

Il faut soigneusement choisir sa selle de vélo, large et sans bec, confortable, pour que le poids du corps se répartisse harmonieusement. Sur les selles étroites, les ischions sur lesquels nous reposons en position assise ne prennent pas bien appui et c'est sur le périnée que repose alors le poids du corps. Veillez également à ce que l'angle de la selle soit horizontal. Une étude récente menée chez des femmes a fait apparaître que les selles étroites et allongées compriment le périnée et altèrent le plaisir sexuel lors des rapports, en diminuant les sensations. Pour l'exercice physique quotidien en appartement, l'idéal est le vélo elliptique, qui possède l'avantage de brûler 30 % de calories supplémentaires.

Une selle suffisamment haute

Le deuxième point essentiel est de s'assurer que la selle ne soit pas trop basse. Enfant, lorsque nous apprenions à faire du vélo, nous démarrions d'instinct avec la selle basse, pour être sûrs de ne pas tomber à l'arrêt. Une fois adultes, nous répétons cette habitude, ce qui est une erreur. En effet, une selle basse empêche de faire porter le poids du corps sur les jambes, lesquelles doivent justement éviter que notre masse se répartisse entièrement sur la selle. En ce qui concerne les vélos d'appartement, il faut là encore veiller à régler précisément la hauteur de la selle pour que le poids se répartisse au niveau des membres inférieurs et choisir aussi une assise large. En revanche, on se penche rarement en avant, au contraire du vélo pratiqué en plein air, ce qui évite cette surpression préjudiciable du périnée.

Ne pas appuyer les pieds sur le sol à l'arrêt
Sur un VTT par exemple, évitez que vos pieds ne reposent à terre lorsque vous êtes assis et pensez à remonter la selle pour que le poids du corps se répartisse sur les jambes et les pieds. N'hésitez pas, tous les quarts d'heure, à pédaler une minute « en danseuse » (les fesses levées de la selle) pour lever la pression périnéale et permettre ainsi une meilleure circulation.

S'auto-réparer

Notre organisme est un système biologique instable, au renouvellement permanent. Ainsi, en seulement cinq jours, nous remplaçons la totalité des cellules de notre intestin grêle.
À des rythmes différents, nos organes s'autorégénèrent, qu'il s'agisse de la peau, du foie, du sang, etc. Avec le temps, l'ADN, qui constitue le disque dur des cellules, devient plus vulnérable, d'où les erreurs de copie plus fréquentes. Le point clé, c'est la capacité de réparation des cellules pour rectifier ces erreurs ou éliminer les cellules anormales.

La longévité

L'être humain lutte contre un ennemi puissant : le temps. Plus il avance en âge, plus son système immunitaire baisse en quantité et en qualité. Il nettoie moins bien les cellules anormales, les bactéries et les virus. C'est pourquoi la vaccination contre la grippe pour les personnes de plus de 65 ans est recommandée.
À 90 ans, on peut mourir d'une grippe en raison d'une immunité trop faible. La longévité est liée à la capacité de se reconstruire et de réparer le plus vite et le plus efficacement possible les cellules dégradées. L'ADN est

soumis à des agressions permanentes : polluants, radiations, agents chimiques cancérigènes, métaux lourds, etc. Il existe 100 000 lésions par cellule et par jour dans le génome. Mal réparées, ces lésions peuvent tuer. Mais nous pouvons agir pour diminuer ce risque. Le tabac, par exemple, entraîne une montée en flèche des risques de cancers ou de maladies cardiovasculaires par augmentation des anomalies cellulaires. Arrêter de fumer fait chuter ces risques inutiles. Même constat pour l'exposition répétée au soleil.
La longévité dépend de notre capacité à réagir aux agressions à répétition que subit notre organisme. Ce dernier est soumis à une sorte de guerre permanente. Il doit se défendre vite et avec précision pour réparer les dégâts avant qu'ils ne s'étendent. La biologie permet de comprendre que la santé est intimement liée au mouvement. Si le cerveau et les muscles sont sollicités quotidiennement, ils réagiront au quart de tour.
Pour maintenir des systèmes de défense efficaces, il faut rester en activité le plus possible. Le fait de s'arrêter va entraîner une forte vulnérabilité. Il faut se méfier du repos prolongé, qui peut se révéler nuisible. Imaginez-vous allongé, somnolant sur une plage. Vous êtes moins prompte à repérer un pickpocket qui s'approche doucement de votre sac que si vous étiez dans la rue. La maladie peut prendre la forme de ce pickpocket.

L'expérience nous modifie génétiquement

Les expériences marquantes que nous traversons nous transforment jusque dans notre ADN, et ceci de façon pérenne. Ce que nous devenons à l'issue d'événements forts, qu'ils soient heureux ou malheureux, va modifier le patrimoine génétique que nous transmettrons aux générations futures. Après des chocs psychologiques violents, certains ne seront plus jamais les mêmes.

Un choc amoureux peut aussi modifier complètement une personnalité. Jusqu'à présent, les scientifiques pensaient qu'il s'agissait de phénomènes exclusivement psychologiques.
Or, grâce aux découvertes actuelles, on sait que de réelles modifications se produisent dans nos cellules. Des changements ont été observés dans les structures nerveuses du cerveau, au niveau même de leur composition. Ainsi, il est possible que certains troubles psychologiques comme des anxiétés importantes ou des syndromes dépressifs, dont les sujets ont du mal à se départir, prennent racine dans des traumatismes anciens dont la personne n'a parfois même pas conscience. Il suffit que certains gènes se modifient pour que l'équilibre physiologique du corps humain soit rompu, ouvrant la porte aux maladies. Lors des événements que nous pouvons traverser dans la vie, le génome ne se transforme pas mais son expression change. La méthylation de l'ADN modifie certains gènes – de façon bénéfique ou non – qui peuvent quant à eux être transmis aux générations suivantes.
Quotidiennement, notre corps est soumis à de multiples agressions. Le seul fait de respirer de l'oxygène constitue déjà une usure. La production des radicaux libres en est l'un des marqueurs. Mais tout est question de dosage. Alors que les petites agressions stimulent et renforcent les systèmes de défenses, les chocs trop importants les détruisent. Il faut trouver le juste équilibre entre la stimulation bénéfique, l'inactivité destructrice et la surstimulation, également nocive.
Le fait d'avoir un objectif dans la vie, de se passionner pour un loisir, d'exercer un métier dans lequel on se réalise, ou de s'investir totalement dans du bénévolat rallonge l'espérance de vie de 20 %. C'est la découverte de chercheurs anglais qui ont suivi une population de sujets durant huit ans. À partir de vingt minutes d'exer-

cice physique par jour, il a été observé des modifications de l'ADN qui augmentent nettement la protection cellulaire contre les attaques extérieures. Vous savez ce qu'il vous reste à faire : sortez de vos habitudes, bougez, passionnez-vous, découvrez, et mordez la vie à pleines dents (à condition de bien vous les laver).

La loterie génétique : 85 % de gagnants

Nous naissons tous avec de bons et de mauvais gènes. Imaginez que certains naissent avec 85 % de bons et 15 % de mauvais, et d'autres avec l'inverse. Contrairement à ce que l'on croit, rien n'est joué. Vous pouvez disposer de bonnes cartes à la naissance, puis jouer une mauvaise partie et vice versa. En résumé, ce n'est pas la qualité initiale des gènes qui compte, mais ce que vous en faites.

L'activité physique, le tabac, le stress, l'excès de poids, l'alcool peuvent faire varier votre aiguille génétique. Par exemple, le tabac et le stress activent de mauvais gènes qui, bien que présents depuis toujours, auraient pu rester silencieux. L'activité physique régulière quant à elle peut réveiller des gènes clés qui vont participer à la défense de l'organisme. À cet égard, le parcours des vrais jumeaux est édifiant. Selon le mode de vie qu'ils choisissent, leur durée de vie sera différente.

Le rôle des télomères

Les télomères sont des petits manchons qui se trouvent à l'extrémité des chromosomes. Plus ils sont longs, plus le sujet vivra longtemps en bonne santé. Plus ils sont courts, plus le risque de cancer, d'Alzheimer et de maladies cardiovasculaires augmente. Pour mieux vous les représenter, pensez aux petits morceaux de plastique situés au bout d'une paire de lacets pour éviter qu'ils s'effilochent.

La mesure des télomères est un bon marqueur pour déterminer l'état d'usure de notre organisme. Elle nous indique non pas notre âge chronologique, mais notre âge biologique. Les télomères ont une fonction de protection de l'ADN et participent au maintien de l'intégrité des cellules. À l'état normal, ils vont perdre de la longueur avec l'âge, mais la rapidité du raccourcissement varie d'une personne à l'autre, comme une horloge biologique dont on pourrait modifier le rythme, selon son mode de vie. À partir d'une certaine longueur critique des télomères, les cellules mères ne peuvent plus régénérer les tissus. Les télomères trop courts correspondent en pratique à une accélération du vieillissement. Ces petits manchons dont vous ne soupçonniez peut-être pas l'existence soulèvent pourtant un point essentiel : les individus ne vieillissent pas tous à la même vitesse !

De l'importance de la prévention

Dans la médecine chinoise, il existe la notion de « pas encore malade ». Il s'agit de personnes qui vont bien maintenant mais qui, demain, tomberont malades si certains facteurs de risque ne sont pas rectifiés. D'ailleurs, en Chine, les patients consultent parfois leur médecin lorsqu'ils ne sont pas malades. Ils souhaitent simplement réguler leur équilibre interne pour éviter de développer des pathologies. La meilleure médecine repose sur la prévention !
Depuis peu, Google a décidé de se lancer dans la conception de diagnostics par nanoparticules. Il s'agit de faire circuler dans le sang des particules deux mille fois plus petites qu'une cellule sanguine. Dans le futur, celles-ci pourront détecter très tôt un changement biologique annonciateur par exemple d'un cancer, d'un accident vasculaire cérébral, d'un infarctus du myocarde, etc. C'est une révolution qui s'annonce sans précédent.

Mais en attendant, nous devons faire avec les moyens du bord !

Le bilan de santé : revoir les chiffres à la baisse

Quand vous passez un bilan de santé, la question est de savoir s'il est normal ou pas. Feu vert : bilan positif ; feu rouge : l'alerte est donnée. Ceux qui bénéficient de constantes normales partent confiants, en se disant que leur mode de vie, malgré les excès, leur réussit et qu'ils referont un check-up cinq ans plus tard, s'ils y pensent. En fait, cette normalité constitue un risque majeur car elle fait baisser la garde. Il est intéressant d'avoir une autre lecture des résultats. Car les constantes sont les mêmes tout au long de la vie, que le sujet ait 20 ou 90 ans. Cela fausse déjà la donne. L'objectif est par exemple de ne pas effrayer un patient âgé de 90 ans parce que ses marqueurs biologiques représentent l'usure naturelle physiologique plus ou moins marquée des organes !

Il faut donc repenser les chiffres présentés. Prenons l'exemple de la glycémie à jeun, qui reflète le taux de sucre dans le sang. La norme se définit entre 0,80 et 1,10 g/l. Or le sucre est un accélérateur du vieillissement, il use prématurément les artères et les organes et provoque des rides précoces. Le sucre est nécessaire, mais les quantités que nous consommons sont trop importantes (voir *supra*). Aussi, un taux dans les limites basses de la normale (par exemple 0,80 à 0,90 g/l) me paraît bien chez un adulte, ce qui lui permettra d'économiser ses cellules en les protégeant d'un excès et d'une sécrétion excessive d'insuline.

La réflexion est la même à propos de nombreux paramètres : la pression artérielle, le cholestérol, les triglycérides sanguins, l'acide urique ou encore la fréquence cardiaque.

Notre cœur est un moteur qui doit fonctionner 7 j/7, 24 h/24, sans la moindre faille, et ceci idéalement pendant cent vingt ans. On comprend pourquoi il est capital de l'épargner en évitant de le mettre en surrégime. Il existe un lien entre la fréquence cardiaque et la longévité. En pratique, le rythme idéal doit se situer dans la partie basse de la fourchette, celle-ci étant comprise autour de 70 battements par minute chez un adulte de plus de 18 ans. Il faut consulter votre médecin si votre cœur bat trop vite, car il est possible de traiter cette cadence excessive. Les causes peuvent être variées, allant de l'hyperthyroïdie à l'excès de café, en passant par le manque de sommeil ou certaines maladies cardiaques.
Pour baisser votre rythme cardiaque, l'exercice physique quotidien, comme la marche rapide ou le vélo, donne d'excellents résultats. Mois après mois, vous observerez qu'après trente minutes d'efforts journaliers, votre fréquence baissera. C'est ce phénomène dont bénéficient les sportifs, d'où l'appellation « cœur de sportif » quand il bat lentement au repos. Le muscle cardiaque, qui doit fournir un effort régulier, s'habitue jour après jour et bat moins vite.

La pression artérielle

L'hypertension artérielle est un fléau, qui touche plus de 10 millions de personnes en France, sans compter les patients non traités. En effet, les sujets atteints ignorent souvent leur pathologie, et des dégâts parfois irréversibles peuvent survenir avec le temps. Un diagnostic précoce est capital. C'est pourquoi je suis favorable au fait de posséder à la maison, au même titre qu'un thermomètre, un appareil électronique pour prendre la tension : le tensiomètre.

Il est impératif de maintenir une pression artérielle dans les limites basses de la normale – l'idéal étant 12/7 – en adoptant un mode de vie sain et une alimentation équilibrée. Car non traitée, l'hypertension expose aux risques d'accidents vasculaires cérébraux comme les hémiplégies, les infarctus du myocarde ou l'artérite des membres inférieurs. Le problème est qu'elle ne se manifeste souvent par aucun symptôme, si ce n'est des petits signes qui n'alertent pas : maux de tête, sensations de mouches volantes devant les yeux, bourdonnements d'oreilles, saignements de nez, etc.

Lorsqu'un soignant mesure la tension artérielle, il doit vérifier une seconde fois les chiffres, pour s'assurer qu'il ne s'agit pas de l'effet « blouse blanche » : c'est une réalité, certains patients ont une poussée d'hypertension rien qu'à la vue de leur médecin !

Il existe un arsenal de médicaments pour traiter une tension trop élevée. Au fil des années, les doses augmenteront et plusieurs de ces médicaments seront associés pour lutter contre l'hypertension. Mais les effets secondaires varient selon les thérapeutiques utilisées et sont souvent indésirables : bouche sèche, chute de la libido, vertiges ou fatigue inexpliquée. Aussi, je prescris ces traitements seulement si tout ce que j'ai essayé auparavant a échoué. Heureusement, il arrive souvent que les chiffres baissent avec une perte de poids, l'arrêt du tabac et la pratique d'un exercice physique quotidien. Ils diminuent certes, mais parfois pas assez. Or nous savons que quoi qu'on fasse, ils auront tendance à augmenter avec le temps, ce qui justifie une attention particulière de notre part pour ne pas favoriser cette hausse naturelle de la tension. Alors aidons-les. Aidons-nous !

La ligne verte

En matière de chiffres de la pression artérielle, on parle toujours de la ligne rouge, mais jamais de la ligne verte. Pour tous ceux qui ne présentent pas d'hypertension artérielle, il est important de se situer dans la limite basse de la normale, ce qui signifie bien se porter aujourd'hui, mais aussi demain. Nos artères sont comme des tuyaux : plus la pression est basse, moins elles risqueront de se boucher ou de rompre. Elles resteront souples et s'useront moins vite. L'adage qui prétend qu'on a l'âge de ses artères est faux : entre des vaisseaux soumis en permanence à des pressions limites supérieures ou inférieures, l'usure n'est pas du tout la même.
L'étude de Framingham[1], aux États-Unis, a suivi pendant des années la population entière d'une ville afin d'établir les liens entre mode de vie, alimentation et santé. Les chercheurs ont découvert que plus la pression artérielle était élevée, plus l'âge de la ménopause était précoce. Dans les dix ans qui précèdent la ménopause, il a été observé que l'échéance pouvait être repoussée de sept ans si le cholestérol et la tension restaient dans les limites basses. En effet, les petits vaisseaux qui irriguent les ovaires sont fins comme des cheveux. S'ils souffrent d'une pression artérielle trop forte, les ovocytes seront moins bien oxygénés et détruits plus vite.

Attention les yeux !

La pression artérielle est également à surveiller de près pour la santé de vos yeux. Parmi les signes précoces de l'hypertension, c'est l'ophtalmologiste qui observera

1. Framingham est une ville du Massachusetts, aux États-Unis. L'étude, qui porte sur trois générations, a commencé en 1948 et se poursuit encore aujourd'hui. Elle a donné lieu à la publication de plus de 2 500 articles scientifiques.

les éléments caractéristiques des premières souffrances à travers les petits vaisseaux fins qui parsèment la rétine. Les artères apportent l'oxygène aux cellules de tout notre corps : si ces vaisseaux sont en mauvais état, l'oxygène qui arrivera pour nourrir nos tissus ne sera pas en quantité suffisante. Observez la peau grisâtre et les rides précoces des fumeurs et vous comprendrez l'appel au secours émis par les petites artérioles abîmées par le tabac.

Agir naturellement contre l'hypertension

Ne vous attaquez pas au problème de l'hypertension artérielle le jour où vous la découvrez, mais agissez sur le terrain, de façon préventive. La médecine s'adresse aussi aux gens bien portants qui désirent le rester. Il faut s'y prendre le plus tôt possible. Les aliments qui peuvent réduire naturellement la pression artérielle sont nos alliés (vous retrouverez des développements sur ces aliments dans la partie 1 de ce livre). On peut les associer, ce qui additionne ou parfois potentialise leurs bénéfices. Les réactions aux aliments sont néanmoins différentes d'un individu à l'autre. C'est comme pour les médicaments et les traitements, qui varieront selon les sujets.
Vous pouvez contrôler vous-même les effets de l'alimentation sur votre tension. Prenez votre pression artérielle au premier jour, puis après trente jours de consommation d'un aliment « anti-tension », puis évaluez l'impact sur votre santé. Le mois suivant, vous pouvez en ajouter un autre et ainsi de suite, jusqu'à définir votre propre ordonnance alimentaire. Sélectionnez des produits qui deviendront « les gardiens du temple ». Parfois, il faut accepter de souffrir un peu pour faire baisser son seuil du goût, qu'il soit salé ou sucré. C'est difficile pendant quelques semaines, mais une fois que vous vous serez

Le kiwi : un David contre le Goliath de l'hypertension

Le kiwi présente de nombreux atouts santé. C'est une excellente source de vitamine C et de fibres, mais surtout, les travaux récents mettent en avant ses possibles propriétés sur la baisse de la pression artérielle. Les kiwis contiennent de la lutéine, un antioxydant qui participerait à sa baisse. Les chercheurs ont ainsi proposé à une centaine de sujets de consommer trois kiwis chaque jour. Il a été constaté une baisse de la tension artérielle de 3,5 mmHg au bout de deux mois seulement.

habitué, ces nouvelles références resteront ancrées pour toujours.

La vérité sur le poisson cru

Le fait de manger des sushis, des sashimis ou des makis est associé à l'image d'une alimentation saine qui rentre dans le cadre de la prévention des maladies cardiovasculaires. Mais qu'en est-il ? Si les poissons crus ont été préalablement surgelés pour éliminer la présence éventuelle d'anisakis – un parasite qui provoque des perforations intestinales –, l'un des risques majeurs à leur consommation est écarté.
Il n'y a pas de danger à consommer de façon occasionnelle ces poissons, mais si c'est votre alimentation principale, vous risquez une bioaccumulation de toxiques (voir *supra*). Le thon peut parfois contenir du mercure, qui se fixe dans l'organisme. Petit à petit, le mercure s'infiltre dans des organes cibles et, à un moment donné, déclenche des maladies touchant le système nerveux ou cardiovasculaires. Il suffirait de pratiquer une

simple analyse d'un de vos cheveux pour mesurer le taux de mercure que vous avez déjà accumulé au cours de toute votre vie. Si ce taux est trop élevé, il faudra modifier vos menus en éliminant les poissons riches en métaux lourds.
La consommation de poisson cru ne doit pas être quotidienne, mais seulement occasionnelle – deux fois par semaine – pour bénéficier des oméga 3, ces bonnes graisses qui protègent nos artères. Pensez aussi à varier les sortes de poissons pour limiter les risques. La sagesse des recommandations d'une alimentation variée prend là encore tout son sens.

Les nouveaux anti-âge

Les découvertes scientifiques récentes ont changé les idées que l'on se faisait sur les moyens dont on dispose pour vivre longtemps en bonne santé. Un chercheur suédois a eu l'idée de se servir du carbone 14, habituellement utilisé pour dater l'âge des fossiles, afin de connaître l'âge réel de nos tissus. On l'a vu, nos cellules se renouvellent à chaque instant pour remplacer celles qui sont mortes ou usées. Nous produisons chaque seconde 20 millions de cellules, comme de nouvelles pièces détachées. Globalement, notre corps est renouvelé tous les quinze ans.
Deux exceptions sont cependant à garder en tête : les cellules cardiaques se régénèrent très peu, et surtout, les neurones ne se renouvellent jamais ! Nous aurions donc leur âge, mais à un détail près... nous pouvons cependant en créer de nouveaux, et ceci indéfiniment, jusqu'à 120 ans et plus. C'est une nouvelle formidable, car cela signifie qu'à l'encontre des idées reçues, le cerveau peut augmenter ses capacités et ses performances toute la vie. Les études en radiologie IRM (imagerie par résonance magnétique) montrent qu'après trois mois de

pratique d'une nouvelle activité, une zone se crée dans le cerveau qui n'existait pas jusque-là. Nous avons ainsi activé notre disque dur et lutté contre le vieillissement cérébral. La routine, les parcours trop sécurisés et sans risque abîment le cerveau jour après jour. C'est paradoxalement en se mettant un peu en danger que l'on se protège le mieux.

Notre organisme : une automobile

Nous l'avons vu, notre organisme a la capacité de se remettre à neuf de façon constante. L'exercice physique régulier contribue à produire l'hormone de croissance, la somatropine, qui est sécrétée par l'hypophyse pour mieux réparer chaque jour nos tissus. Pour se renouveler, nos cellules ont besoin de carburant, apporté par l'alimentation. Nous fonctionnons comme une automobile : une insuffisance de carburant provoque une panne, alors qu'un surplus noie le moteur.

Dans le corps humain, l'excès d'alimentation provoque une surcharge de travail au niveau des centrales d'épuration des toxines, comme le foie et les reins, ce qui engendre une accumulation des déchets qui ne peuvent plus être traités et favorise la survenue des cancers, des maladies cardiovasculaires et neurodégénératives. Chez une personne en excès de poids, une simple échographie permet de visualiser un foie souvent gras, comme celui des oies gavées pour Noël.

Le foie, débordé par la demande, n'arrive plus à fournir son travail et est enseveli sous la graisse. Jusqu'à une certaine limite, cet organe vital a la capacité de se régénérer, à condition que l'alimentation devienne plus saine et équilibrée. L'organisme, s'il est bien alimenté, a ainsi le pouvoir de se nettoyer en générant de surcroît un sentiment de bien-être et de pureté.

Pouvons-nous être éternels ?

À la lecture des pages précédentes, vous devez peut-être vous poser la question. Pourquoi cette fabuleuse capacité d'auto-régénération permanente ne nous permet-elle pas d'être éternels ? Une première explication nous est parvenue grâce à une Néerlandaise, décédée à l'âge de 115 ans, et qui a fait don de son corps à la médecine afin que les chercheurs puissent percer les secrets de sa longévité. Et ils ont fait une découverte surprenante : la grande majorité de ses globules blancs – ceux qui luttent contre les infections – ne provenait en fait que de deux cellules souches sanguines, alors que chez un adulte plus jeune, elles sont issues de centaines de cellules souches. C'est comme si son stock de cellules souches était épuisé. La durée de vie serait ainsi conditionnée par le nombre de ces cellules demeurées opérationnelles.
Quand on sait que des cellules souches prélevées chez un sujet plus jeune peuvent se conserver indéfiniment à – 96 °C, de nouvelles perspectives de recherches s'ouvrent pour le futur. En dehors de la question du nombre de cellules souches restantes, une seconde question reste en suspens : leur qualité. Il apparaît qu'au fil des années, des modifications minimes s'opèrent, rendant les cellules d'un sujet âgé moins performantes. Tout se passe comme si l'on se réparait en vieillissant avec des pièces détachées usagées qui risquent de plus en plus de « lâcher ».

Bien dormir

Poussé dans ses extrêmes limites, l'être humain peut réussir à survivre quarante jours sans manger, mais seulement onze jours sans dormir. Ces chiffres montrent toute l'importance du sommeil dans notre existence. Nous passons un tiers de notre vie à dormir. À l'âge de 60 ans, un homme a dormi pendant vingt ans ! Ce besoin de sommeil est contradictoire. Nous pensons souvent que le temps passe trop vite, alors certains s'estiment lésés lorsqu'ils réalisent que dormir occupe des années précieuses durant lesquelles ils sont absents du monde. Mais le sommeil est vital, comme le fait de respirer, boire ou manger. Si vous essayez de moins dormir, volontairement ou non, vous allez vite le payer cher. Vivre plus en dormant moins n'est pas une bonne idée. Le manque de sommeil fait perdre de l'intensité à la vie et favorise un sentiment de dépression. Le sommeil est capital pour se régénérer et recharger nos batteries. C'est une sorte de détoxifiant naturel. La mémoire se consolide, le système immunitaire devient plus performant, les muscles éliminent leurs toxines. Les sujets en manque de sommeil s'exposent à de nombreuses maladies, allant des pathologies cardiovasculaires à l'obésité.

Trouver la bonne dose de sommeil

Nous sommes inégaux face au sommeil. Certains ont besoin de six heures, d'autres de neuf pour être en forme. Cependant, seuls 3 % des sujets n'ont besoin que de six heures. Une infime partie de la population récupère en cinq heures de sommeil, du fait d'une configuration génétique exceptionnelle. Pour l'immense majorité, la durée moyenne se situe entre sept et huit heures pour les adultes, et dix heures pour les enfants. L'idéal serait de connaître la dose exacte de sommeil qui nous correspond parfaitement.

C'est sur ce sujet que se sont penchés des scientifiques afin de produire un diagnostic précis des besoins réels de chaque individu. Je vous conseille de procéder à cette mesure durant vos vacances. Arrêtez le café et les boissons alcoolisées pendant une semaine, ne mettez pas de réveil sur la table de nuit et couchez-vous quand vous en ressentez réellement le besoin. Le lendemain, analysez si vous vous sentez reposé avec un réveil naturel. En faisant la moyenne sur une semaine, vous découvrirez votre durée de sommeil idéale pour disposer d'une énergie maximale au cours de la journée.

Chez la majorité des adultes, la moyenne se situe autour de six heures et cinquante minutes par nuit. Si le manque de sommeil est mauvais pour la santé, augmentant les risques d'obésité, de diabète et de maladies cardiovasculaires, l'excès de sommeil est à l'inverse tout aussi néfaste. On a démontré que dormir au-delà de neuf heures, en particulier chez les sujets âgés, augmentait de façon significative le taux de mortalité.

Ne pas « casser » ses nuits

Des scientifiques israéliens ont analysé pour la première fois l'impact des nuits interrompues sur la santé. Pour cela, ils ont étudié des parents qui se levaient plusieurs fois par nuit pour s'occuper de leur nouveau-né, ou des étudiants qui, dans le cadre de l'expérience, étaient réveillés à plusieurs reprises. Même si les réveils ne durent que dix minutes, ils dérèglent complètement les cycles réparateurs du sommeil.

Une nuit entrecoupée de huit heures correspondra au maximum à quatre heures de sommeil effectif. Or les conséquences sur la santé ne sont pas négligeables. La concentration et l'attention sont nettement diminuées, de même que les performances intellectuelles. L'humeur est souvent maussade, avec des petits syndromes dépressifs sous-jacents. S'y ajoutent des états de confusion et de manque de vigilance. On a moins d'énergie et de joie de vivre. De plus, en général, si l'on ne se souvient pas des réveils qui durent moins de cinq minutes,

ils cassent pourtant nos nuits. Aussi pouvons-nous être fatigués le matin alors même que l'on pense avoir bien dormi.
Quand ce phénomène de nuits saccadées se répète jour après jour, la note à payer est chère pour la santé. Les personnes souffrent de fatigue chronique à cause de ces fausses nuits. Si votre sommeil est « cassé » sans raison apparente (être jeunes parents en est une, par exemple), il est important de rechercher les causes de ces réveils intempestifs. Il peut s'agir de troubles urinaires qui provoquent l'éveil, de consommation excessive de café dans la journée, d'un repas trop copieux ou alcoolisé pris le soir, d'une mauvaise literie, de bruits ou de signaux lumineux provenant de l'environnement, etc.

La nuit porte conseil

Le vieux dicton qui dit que « la nuit porte conseil » repose sur une donnée physiologique existante. Mieux vaut prendre ses décisions après avoir passé une bonne nuit de sommeil qu'à l'issue d'une journée épuisante ou stressante. Le cerveau est plus performant et le jugement meilleur. De plus, il a été noté que le sommeil consolide la mémoire.
Durant cet état de veille, l'activité cérébrale se réduit et ce que nous pourrions appeler « les déchets » de notre activité neuronale, qui se sont formés pendant la journée, sont éliminés.

Jouer à l'hypnotiseur

Durant notre sommeil, nous passons par une phase dite de « sommeil paradoxal ». C'est un moment essentiel de récupération. Durant ce laps de temps, nous vivons des aventures imaginaires et nous coupons les liens avec le réel. Même si nous rêvons que nous escaladons une montagne ou que nous nageons, nos jambes et nos bras ne suivent pas dans le lit les mouvements de nos acrobaties.

La raison est simple : durant cette phase, les muscles se trouvent comme paralysés. Nous avons tous en mémoire les paroles des hypnotiseurs pour la préparation au sommeil hypnotique : « Vous sentez vos paupières de plus en plus lourdes, vous n'arrivez plus à les ouvrir. Vos muscles des jambes et des bras ne répondent plus, comme s'ils pesaient des tonnes. Vous sombrez dans un sommeil profond. » Intuitivement, l'hypnose a ouvert une voie pour favoriser le sommeil, en faisant prendre conscience de la lourdeur des membres et ainsi favoriser la modification d'état des sujets.

Pour mieux s'endormir, utilisez le maximum de points de contacts entre votre corps et le matelas. Une fois allongé, pensez à vos membres supérieurs et inférieurs, en recherchant le maximum d'appuis avec le matelas. Plus ils sont nombreux, plus l'endormissement sera facile. Essayez de vous relaxer, les tensions augmentant la vigilance, en totale opposition avec un endormissement de qualité. La tête, le dos, les cuisses doivent adhérer le mieux possible au lit.

Grâce à ce petit exercice, vous sentirez un relâchement supplémentaire. Certains se recouvrent de plusieurs épaisseurs pour retrouver cette sensation de pesanteur qui facilite l'endormissement : par exemple avec une couverture de plus, le couvre-lit et le tout recouvert par un épais peignoir en éponge. D'autres s'endorment avec un pied dehors, « au frais ». C'est là un équilibre personnel à trouver entre la bonne gestion de la température et la relaxation du corps. Quand « la balance » est réglée, vous sentez vos membres presque engourdis et vous vous endormez, comme enchanté par les paroles d'un hypnotiseur !

Chasser les rides

Pour commencer, je recommande d'éviter de dormir sur le côté, mais plutôt sur le dos. En dormant sur le côté et en changeant de position pendant la nuit, la moitié de votre visage se trouve écrasée sur l'oreiller. Cette situation est source de mauvaise circulation et provoque la formation de rides temporaires au lever. Vous avez tous vécu la désagréable expérience d'avoir « la trace de l'oreiller sur la joue » au réveil. Heureusement, ces marques s'effacent progressivement au fil des heures.
Mais avec l'âge, ces rides temporaires ont tendance à se graver et à devenir définitives. Pour éviter cet excès de pression sur votre peau, qui aboutit à une moins bonne oxygénation des cellules, prenez la bonne habitude de vous coucher sur le dos. C'est un conseil de beauté simple à suivre et gratuit !
Par ailleurs, il existe un lien direct entre le vieillissement cutané précoce et le manque de sommeil. Ce dernier entraîne un relâchement des tissus, l'apparition de ridules plus nombreuses et un teint brouillé. Bien dormir donne une peau plus belle et le teint frais, de grands atouts de séduction.

Dormir nu et à la bonne température

Que l'on soit seul ou à deux, dormir nu permet de mieux dormir et s'avère meilleur pour la santé. Oubliez donc pyjamas, tee-shirts, nuisettes ou boxers et passez la nuit dans le plus simple appareil.
Ce sont des scientifiques britanniques qui se sont intéressés les premiers à ce curieux phénomène, dans un pays où les nuits sont pourtant réputées fraîches. Pour comprendre les bienfaits de la nudité nocturne, il faut savoir que la température du corps descend de 0,5 à 1 °C pendant la nuit, et que ce léger décalage est propice à l'endormissement. Cette baisse de la tempéra-

ture corporelle est un point essentiel. Durant la nuit, le métabolisme ralentit, comme s'il était en situation de consommation minimale, ce qui correspond à cet écart. Pour illustrer ce phénomène, il suffit de penser aux animaux qui hibernent pendant des mois. Ils vivent au ralenti en économisant au maximum leurs réserves énergétiques.

C'est pourquoi faire du sport avant de se coucher augmente la température corporelle et risque de perturber le sommeil. Dormir dans une pièce surchauffée gêne également l'endormissement. Dormir nu au contraire permet à l'air de circuler plus librement, mais attention à ne pas compenser la sensation de fraîcheur par une chambre surchauffée ou l'utilisation de plusieurs épaisseurs de couvertures. Tout le monde connaît la difficulté de dormir en été lorsqu'il fait trop chaud. La température de la chambre doit se situer idéalement autour de 18 °C. En cas de canicule et en l'absence de climatisation, utilisez des moyens simples : prenez une douche fraîche avant de vous coucher, laissez une bouteille d'eau sur la table de nuit ou équipez-vous si besoin d'un petit vaporisateur pour humidifier votre visage. Vous pouvez aussi faire usage d'une bouillotte remplie d'eau glacée, ou laissée au réfrigérateur, qui rafraîchira le lit. C'est la fonction inverse de la bouillotte classique. Une fois couché sous les draps, la couette ou la couverture, vous voilà dans une niche apaisante. C'est ce que j'appelle le microclimat du lit. Il est important que cette mini-alcôve ne soit pas trop chaude : une température de 25 °C est suffisante. J'ajouterai que le fait de dormir à cette température diminue la transpiration nocturne. Dans tous les cas, je conseille d'aérer la chambre et les draps le matin – pendant une dizaine de minutes – afin de les retrouver secs et frais le soir. Pour aborder une partie plus intime, remettre chaque soir le même short ou le même pyjama peut favoriser les irritations génitales.

La sieste nuit-elle au sommeil ?

Une étude récente a montré que le fait de somnoler fréquemment pendant la journée, surtout chez les sujets âgés, augmentait de 33 % les risques de mortalité. À l'inverse, la sieste est bénéfique pour la santé. Elle favorise la mémorisation, l'attention et la créativité. En cas de coup de pompe, elle est bien plus efficace qu'un café serré pour refaire le plein d'énergie. Faites la sieste de préférence dans la première partie de l'après-midi. Il vaut mieux éviter de s'allonger après le déjeuner pour éviter les reflux gastro-œsophagiens.
Je recommande d'attendre une heure après le repas. Une sieste au-delà de 16 heures risque de perturber les rythmes naturels du sommeil. La durée idéale se situe entre dix et vingt minutes. À partir de trente minutes, il a été observé un phénomène qualifié d'« inertie du sommeil » à l'issue duquel les personnes se sentent un peu « groggy » et ont du mal à se remettre dans le mouvement. À l'inverse, des travaux ont montré qu'à partir de six minutes de sieste, des effets positifs sur la mémoire sont enregistrés. De plus, elle diminue les risques de décès par maladies cardiovasculaires. Au lieu de somnoler pendant des heures, faites-vous du bien en changeant de rythme et en vous offrant une vraie pause réparatrice.
En revanche, certains sujets n'arrivent pas à dormir correctement la nuit parce qu'ils ont fait une sieste durant la journée et qu'ils ont ainsi entamé leur capital sommeil disponible. Comme le sommeil quotidien est un passage obligé, autant qu'il soit efficace et réparateur. Rien de plus désolant que le sentiment d'avoir perdu une nuit à tourner dans son lit à cause d'une insomnie rebelle ou

d'un endormissement interminable. Se réveiller fatigué donne une impression de gâchis.
Je n'aborderai pas ici le sujet des médicaments, dont l'usage doit rester exceptionnel car ils provoquent un sommeil de mauvaise qualité et pourraient exposer, selon des études récentes, à des risques plus importants de développer la maladie d'Alzheimer.

Le smartphone qui fait grossir

Toutes les études scientifiques montrent que le manque de sommeil favorise la surcharge pondérale. En résumé, moins on dort, plus on risque de grossir. Dormir quatre à cinq heures par nuit déclenche la production de stimulants de l'appétit, comme la ghréline. Le manque de sommeil constitue ainsi une porte ouverte à l'obésité et au diabète. Certains peuvent se coucher à minuit et se lever à 7 heures, mais ne dormir réellement que cinq heures. Ils se trouvent donc dans le même état que ceux qui n'auront dormi que cinq heures.
Parmi les perturbateurs du sommeil, le smartphone laissé allumé sur la table de nuit tient une place stratégique. La moindre exposition lumineuse interfère avec la sécrétion de mélatonine, une hormone naturelle qui participe aux cycles harmonieux du sommeil. De même, avant de se coucher, le fait de lire sur une tablette ou un smartphone contribue à perturber le sommeil. Voilà pourquoi je vous conseille de lire un livre ou un journal sur papier.

Faire le noir

Une étude américaine qui a porté sur plus de 100 000 femmes a déterminé qu'il existait un lien direct entre le fait de dormir avec une source lumineuse dans la chambre, même minime, et l'obésité. Les chercheurs ont constaté que les femmes qui dormaient avec une

petite lumière dans la chambre présentaient un risque d'obésité accru de 21 %. Dormir dans le noir absolu est donc important, tant pour la qualité du sommeil que pour la santé.
Une étude menée sur des souris a montré que celles qui dormaient avec un éclairage de 5 lux prenaient plus de poids que celles qui restaient dans l'obscurité totale. En pleine nuit, la lumière perturbe nos horloges biologiques, qui sont réglées comme du papier à musique. Quand elles sont troublées, le métabolisme ne fonctionne plus comme il devrait, ce qui favorise la prise de poids. Ces données rejoignent d'autres travaux où il a été observé, pour les travailleurs de nuit, des perturbations hormonales accompagnées d'une forte propension à la prise de poids. Ces études ont souligné l'importance du noir complet dans la chambre à coucher. De plus, la présence de sources lumineuses pendant le sommeil est un facteur qui peut aussi générer un état dépressif ou anxieux. Et si la couleur des diodes est bleue, elle stimule l'éveil !
Mais obtenir le noir complet n'est pas toujours évident. Il faut éliminer toutes les sources de lumière, vérifier que les rideaux ou les volets ne laissent pas filtrer les premières lueurs du jour, contrôler les multiples appareils électroniques, téléviseur, chargeurs, consoles et réveils qui émettent avec leurs diodes des signaux de différentes couleurs. Il est recommandé de tout débrancher, et s'il est trop compliqué pour vous d'obtenir l'obscurité totale, l'utilisation d'un masque occultant reste fort efficace.

Perdre 200 calories en dormant

Pour que la nuit noire soit encore plus efficace dans la lutte contre la surcharge pondérale, je propose de baisser la température de la chambre. Notre corps renferme de la graisse brune, qui est brûlée pour maintenir notre corps à 37 °C lorsqu'il fait plus froid. Le fait de dormir dans une chambre fraîche est bénéfique car nous brûlerons ainsi davantage de calories pour maintenir notre température. Une étude britannique a montré que l'on pouvait perdre jusqu'à 200 calories par nuit selon le degré de température. Et vous réaliserez en plus des économies d'énergie !

Réglé comme du papier à musique

Des chercheurs américains ont découvert que les femmes qui se couchent tous les soirs à la même heure présentent moins de masse grasse que celles qui se mettent au lit à des heures différentes. Outre son action contre le surpoids, les bénéfices d'un sommeil à heure fixe sont nombreux : bonne synchronisation des états de veille et de sommeil, lutte contre les fringales nocturnes, sentiment de maîtrise de soi.
En outre, il est capital de coucher ses enfants chaque jour à la même heure : cela instaure un rituel rassurant et de nombreuses études montrent l'impact positif d'un horaire régulier sur l'intelligence et la construction de l'enfant. De plus, les rythmes intenses et l'environnement souvent bruyant auxquels les enfants sont soumis (crèche, école, etc.) nécessitent un sommeil réglé et réparateur.

Favoriser le sommeil par l'exercice

Avec seulement deux heures et demie d'activité physique par semaine, comme la marche rapide par exemple, les études ont montré 65 % d'augmentation de la qualité du sommeil et une nette baisse des sensations de fatigue durant la journée. L'activité physique régulière joue aussi un rôle dans la diminution de la fréquence des migraines. Bouger plus pour mieux dormir et finalement se sentir en meilleure forme, l'équation est simple à réaliser !

Ne plus être fatigué

Nous sommes comme des montres automatiques. Nous nous rechargeons dans le mouvement.
« Tu as besoin de repos. » C'est la recommandation habituelle de votre entourage lorsque vos traits sont tirés, que votre tonus et votre énergie faiblissent et que votre enthousiasme et votre joie de vivre ne sont plus au rendez-vous. Vous avez en mémoire les phrases du type : « Une bonne nuit de sommeil et cela ira mieux demain », « Passe un week-end à la campagne et tu repartiras d'un bon pied », « Une semaine de vacances et tu rechargeras tes batteries », etc.
Le problème, c'est que ces conseils ne fonctionnent pas toujours ! Beaucoup d'entre nous rentrent de vacances ou d'un week-end encore plus fatigués qu'au départ, comme si cette parenthèse n'avait servi à rien. Certains, allongés sur une chaise longue face à la mer, peuvent regarder l'horizon en ruminant les problèmes qu'ils ont emportés dans leurs bagages. D'autres passent le week-end à organiser la logistique pour leur entourage : courses, repas, activités des enfants, corvées ménagères, etc. Autant de routines du quotidien qui se mettent en place et s'ancrent au point de ne plus autoriser le moindre espace pour l'improvisation, la nouveauté, la découverte et la détente.

Renvoyer la balle

Avant de passer aux solutions pour éliminer la fatigue, je souhaite attirer votre attention sur un point essentiel. Soyez toujours vigilant quand des personnes, soi-disant bienveillantes, vous affirment que vous avez mauvaise mine, que vous n'avez pas l'air en forme ou que vous paraissez fatigué. À force de les écouter, vous vous sentez malade, et vous pourriez même réellement le devenir !

Pour reprendre le dessus et combattre cette négativité, je vous propose de riposter sans attendre. Fixez attentivement votre interlocuteur d'un air inquiet. Après un silence prolongé, dites-lui en le scrutant : « Je te remercie, mais tu sais, c'est surtout toi qui m'inquiètes. Tu as l'air au bout du rouleau, je te trouve pâle, avec des cernes, tu devrais consulter un médecin. Peut-être que tu couves quelque chose. » En une seconde, vous aurez repris la situation en main et vous vous sentirez en pleine forme en observant le visage défait de votre interlocuteur ! Vous lui avez renvoyé d'un coup ses ondes négatives.

Il existe une part de subjectivité dans la fatigue. Si l'on est passionné par ce que l'on fait, on devient infatigable. Des personnes oublient même de boire, de manger, de dormir tant elles se dévouent à leur activité favorite. Elles disposent d'une énergie intacte après huit heures de travail. Mais soumis à une tâche rébarbative, les mêmes sujets s'épuisent en une heure. Ne rien faire n'est en aucun cas le meilleur médicament pour lutter contre la fatigue. Ce qui est efficace, c'est de stimuler des zones différentes du cerveau par des activités nouvelles, pour se régénérer. Le mouvement, et non l'inactivé, supprime la fatigue.

Qu'est-ce que la fatigue ?

La fatigue se manifeste par une série de signaux, qui donnent à celui qui les ressent l'impression qu'un petit clignotant rouge s'est allumé, lui indiquant qu'il fonctionne sur sa réserve. Imaginez que vous êtes en voiture

et que le voyant de votre réservoir d'essence s'allume. Spontanément, vous conduirez autrement pour économiser jusqu'à la prochaine pompe. Le signal a modifié votre comportement, indépendamment de la réalité.
La fatigue revêt différentes formes : musculaire (vous manquez de tonus), intellectuelle (réfléchir et se concentrer vous paraît difficile), morale (vous vous sentez dépassé). Souvent, nous interprétons certains de nos petits dysfonctionnements comme de la fatigue, et nous rentrons dans le cercle vicieux de la « fatigue chronique ».
Prenons l'exemple des yeux secs, qui picotent ou qui brûlent, avec une impression de grains de sable ou d'irritation. Nous connaissons tous ces sensations, avant de nous endormir par exemple. Mais si elles se produisent en plein jour, nous nous retrouvons au bout du rouleau comme en fin de journée. Les causes peuvent pourtant être indépendantes de la fatigue et sont variées : pollution des villes, tabagisme ambiant, travail sur ordinateur, poussières, etc. De plus, avec l'âge, les glandes lacrymales ne produisent plus assez de larmes pour bien irriguer les yeux, ce qui favorise leur irritation.

Supprimer la fatigue oculaire

Lorsque nos yeux sont fatigués, nous nous sentons épuisés, même au réveil. Il existe des exercices simples pour pallier la fatigue oculaire.

« Petit sauna »
Frottez énergiquement vos deux mains l'une contre l'autre pendant trente secondes. Vos paumes vont devenir très chaudes. À ce moment-là, fermez les yeux et appliquez sur vos paupières closes vos paumes, comme s'il s'agissait de deux petits bols. Maintenez cette position une minute puis enlevez lentement vos mains de

votre visage. Ouvrez les yeux et recommencez une seconde fois la même opération si nécessaire.

Le massage lubrifiant
Les glandes de Meibomius, situées dans les paupières, sécrètent une substance huileuse qui humidifie nos yeux. Cependant, il arrive que cette « huile » sorte difficilement des glandes. Utilisez alors une compresse, un mouchoir ou un gant de toilette chaud préalablement humidifié et appliquez ce tissu sur vos paupières fermées. Effectuez un massage doux et circulaire pendant deux minutes. Vous générerez une lubrification naturelle des paupières qui vous débarrassera immédiatement de la sensation de fatigue.

Le stylo
Et si vous tentiez un petit fitness des yeux, rien qu'avec un stylo ? Tendez votre bras à hauteur du visage en tenant un stylo entre le pouce et l'index. Faites des va-et-vient en tenant le stylo bien droit, de l'extrémité de votre bras tendu à votre nez, et ceci vingt fois de suite. Respirez calmement pendant tout l'exercice.

Les lignes blanches
Prenez un livre et, au lieu de lire le texte, portez votre attention uniquement sur l'espace entre les lignes, autrement dit les lignes blanches. À la page suivante, vous sentirez l'effet reposant de cet exercice.

Le huit renversé (signe de l'infini)
Tenez-vous droit, assis confortablement sur une chaise, les yeux grands ouverts. La tête doit rester immobile. Avec vos yeux, effectuez cinq fois le chiffre de l'infini. Agissez sans précipitation, en prenant tout votre temps. Il est possible d'obtenir la même détente oculaire en procédant de la façon suivante : toujours assis, efforcez-

vous de suivre du regard tous les contours de la pièce, et ensuite, du sol au plafond. Recommencez quatre fois de suite, sans bouger la tête.
Ces exercices ont deux fonctions : renforcer les muscles oculaires de façon à ce que, ainsi fortifiés, ils se fatiguent moins, et apporter un repos immédiat afin d'augmenter le confort de la vision. En cas de fatigue oculaire persistante, n'hésitez pas à consulter votre ophtalmologiste. Dans certains cas, il peut s'agir d'une paire de lunettes qui n'est plus adaptée, ou d'une pathologie qui nécessitera un traitement spécifique. Enfin, veillez toujours à disposer d'un bon éclairage pour lire et d'une bonne aération de la pièce dans laquelle vous vous trouvez.

Faire la star

L'excès de lumière contribue à la fatigue oculaire. À l'intérieur d'un appartement, l'intensité lumineuse peut au maximum atteindre 400 lux ; par ciel couvert à l'extérieur, nous pouvons atteindre jusqu'à 25 000 lux ; enfin, en plein soleil, nous nous situons entre 50 000 et 100 000 lux. L'exposition aux rayons ultraviolets représente un facteur de risque de la cataracte et de la dégénérescence maculaire, qui peut provoquer la cécité chez les personnes âgées.
Pour information, 60 % de la population souffre de cataracte à 85 ans. Porter des lunettes de soleil à l'extérieur permet de minimiser ces risques. En revanche, des lunettes de bonne qualité, garanties par un opticien, sont impératives. En effet, des verres ordinaires sont encore plus nuisibles que le fait de ne rien porter. La raison est la suivante : les pupilles se contractent en présence de lumière intense et se dilatent dans la pénombre. Si les lunettes de soleil laissent filtrer les UV, les yeux se trouvent ainsi plus exposés, au lieu d'être protégés. Il faut sélectionner des verres CE protection UV 100 %.

Les verres polarisants sont excellents et suppriment les effets de la réverbération et l'éblouissement. Mon petit conseil : jouez les stars de cinéma en sortant de chez vous avec des lunettes noires, vous éviterez ainsi un vieillissement précoce de la rétine.

Le bâillement : six secondes pour recharger les batteries

Bâiller est contagieux : « un bon bâilleur en fait bâiller sept », confirme le dicton. Cet acte, qui semble anodin, se propage vite et peut modifier l'atmosphère d'une soirée. Il est instinctivement associé à des idées simples comme l'ennui, la lassitude ou le signal qu'il est temps d'aller se coucher. Imaginez ce que ressentent les acteurs quand les spectateurs bâillent au cours d'une représentation. De nombreux scientifiques ont essayé de comprendre la fonction précise du bâillement.

Des premiers travaux ont mis en évidence son rôle de thermostat de la température corporelle, qui participerait au fait de « réfrigérer » le cerveau. Bien sûr, nous parlons là d'une variation de 0,5 °C. Il a d'ailleurs été constaté que la fréquence du bâillement était plus importante en été qu'en hiver, et que dans les bureaux climatisés, les personnes bâillaient moins souvent. Il est possible que certaines migraines ou certains maux de tête soient liés à des problèmes de déséquilibre thermique dans la zone cérébrale, le bâillement intervenant comme une sorte de ventilateur qui se met en marche quand la température monte un peu trop.

Il agit aussi comme un réflexe de détente et de relaxation. Certains sujets s'efforcent de bâiller plusieurs fois de suite en se mettant au lit. Le bâillement étant lié au besoin de sommeil, ils réussissent ainsi à se conditionner pour s'endormir plus facilement. Je souligne que lorsque le besoin s'en fait sentir, il ne faut pas essayer

de le réprimer, mais au contraire l'accompagner pour bénéficier du bien-être qu'il génère : s'étirer le plus possible, aspirer par la bouche ouverte le plus d'air possible dans les poumons, bien se relâcher ensuite.
C'est un excellent antistress pour faire face aux situations difficiles. D'ailleurs, au moment du bâillement, il existe un court instant où l'on n'entend plus rien. Cette façon de se couper du monde durant quelques précieuses secondes est une source de régénération et de sérénité dont il faut savoir profiter. Bâiller dure environ six secondes. Durant ce court laps de temps, le cerveau redevient plus performant et les batteries se rechargent. Pour l'anecdote, des psychologues ont constaté que lorsqu'une femme bâille en présence d'un homme, cela signifie le contraire de ce que l'on pourrait penser : ce n'est absolument pas l'ennui qui est communiqué, mais au contraire le désir. Comme quoi, les apparences peuvent parfois être trompeuses !

S'hydrater

On peut se sentir très fatigué parce que l'on est déshydraté. Boire est une nécessité vitale, mais beaucoup oublient de le faire au cours de la journée. N'ayant pas soif, ou pas de boisson à proximité, ils n'y pensent pas. Ils boivent un peu au cours des repas, parfois du vin, qui ne désaltère pas. Le phénomène est particulièrement marqué en hiver, quand il fait froid, car la soif se manifeste moins.
Les besoins de notre organisme en eau sont d'autant plus importants que l'activité est intense au cours de la journée. La tendance actuelle qui consiste à réduire le sel dans l'alimentation pour diminuer la fréquence de l'hypertension artérielle et des cancers de l'estomac a une répercussion indirecte sur la soif. Cette mesure est tout à fait justifiée, car le sel provoque

chaque année dans le monde 1,6 million de morts. Mais les aliments peu salés donnent moins envie de boire. Dans de nombreux pays chauds, la cuisine est souvent très épicée pour inciter les personnes à boire davantage et à maintenir ainsi un bon équilibre hydroélectrolytique.

Le fait de ne pas s'hydrater génère un sentiment de fatigue et de lassitude. Les personnes se sentent molles, ont des difficultés à se concentrer et de simples efforts physiques (comme monter des escaliers) semblent plus éprouvants. Si vous ressentez de la fatigue, ayez comme premier réflexe de boire plusieurs verres d'eau. Une heure plus tard, jugez par vous-même. Souvent, cette sensation s'est naturellement estompée, sans avoir eu recours à un quelconque médicament.

Il n'est pas toujours facile de savoir si nous buvons tous les jours la bonne quantité d'eau. En effet, les apports hydriques dépendent de la température, du poids, de la taille, de l'âge et de l'activité. De même, la composition des repas interfère. Certains aliments sont riches en eau, comme les crudités, le lait, les soupes, etc. D'autres n'en contiennent que très peu. Pour évaluer votre état hydrique, je conseille un simple test. Regardez la couleur de vos urines. Si elles sont bien claires, cela signifie que vous êtes correctement hydraté ; si elles sont foncées, ce n'est pas le cas et c'est à vous d'y remédier en buvant davantage.

Dans un autre registre, vous avez certainement observé les sportifs qui se rafraîchissent en se renversant le contenu d'une bouteille d'eau sur la tête. Il est vrai que cela provoque une réelle sensation de fraîcheur. Des scientifiques ont démontré que s'ils complètent ce geste par une tasse de thé chaud, les effets sont encore plus remarquables et l'hydratation bien meilleure.

Dire « non » à la dépression saisonnière

En automne ou en hiver, de nombreuses personnes souffrent d'un état de fatigue généralisé, d'une difficulté plus grande à se mettre en action et d'une baisse sensible de la libido. Elles attribuent souvent cet état à des difficultés professionnelles ou familiales, par facilité. Or depuis quelques années, les scientifiques ont compris que les sujets qui présentaient ces symptômes étaient atteints de dépression saisonnière, plus connue sous l'acronyme de SAD (*seasonal affective disorder*). Ce qui est caractéristique, c'est que les signes surviennent chaque année à la même période chez un même sujet et que les femmes en sont plus souvent atteintes que les hommes.
Cette dépression saisonnière est due à un manque de lumière lié au fait que durant ces saisons froides, les journées sont moins ensoleillées. Les rayons du soleil ont pour bénéfice de traverser les yeux et de se muer en signaux électriques transmis au cerveau, lequel sécrétera en retour des hormones comme la sérotonine, communément appelée hormone du bonheur, car elle génère un sentiment profond de bien-être et de détente. Les sujets qui y sont sensibles ne font pas toujours la connexion entre le manque de lumière et les nombreux désagréments qu'ils ressentent : fatigue marquée, tristesse, envie de se coucher plus tôt, baisse du désir sexuel et de l'énergie déployée au travail. Le traitement repose essentiellement sur la lumière. Essayez au maximum de sortir au grand air pour récupérer le plus de lumière possible et, à la maison, ouvrez les volets et les rideaux pour laisser le soleil pénétrer dans les pièces.
Il existe aussi des lampes vendues dans le commerce à cet effet, dont il suffit de suivre le mode d'emploi. Le plus souvent, il faut allumer la lampe pendant environ un quart d'heure par jour le matin, et se placer

à 50 centimètres de la source. En cas de glaucome, demandez l'autorisation à votre ophtalmologiste. Mais la lumière artificielle à l'intérieur d'une maison ou d'un appartement ne suffit pas, puisqu'elle varie entre 100 et 400 lux. Au cours d'une journée d'été, la lumière extérieure se situe entre 40 000 et 120 000 lux environ. L'hiver, les chiffres varient de 3 000 à 18 000 lux environ. La lumière extérieure n'a donc rien de commun avec celle de la maison ou du bureau, n'hésitez pas à prendre l'air !

Distinguer vraies et fausses récréations

Au-delà de quatre-vingt-dix minutes, il devient difficile de réussir à se concentrer de façon performante. L'attention et la vigilance vont baisser. Dans tous les métiers – intellectuels ou physiques – il est nécessaire de faire des pauses pour reprendre son souffle. Souvent, ces récréations n'existent pas. Elles sont parasitées par des appels téléphoniques impromptus, des réponses à des e-mails, des sms, des personnes qui veulent vous parler sans vous demander si vous êtes disposé à échanger avec elles.

Nous vivons une forme d'esclavage moderne, où l'on peut vous « sonner » à chaque instant pour vous interrompre, quitte à vous faire perdre le fil de vos idées. Ces interruptions intempestives sont chronophages et empêchent la relaxation et la détente. À la fin de la journée, vous ressentez une fatigue, un énervement et le sentiment de ne pas avoir avancé dans votre travail à cause d'une somme de désagréments inutiles.

Chaque fois que vous le pouvez, débranchez votre téléphone portable, surtout dans les moments où vous vous ressourcez. Prenez l'initiative de vous en servir uniquement pour communiquer avec ceux qui vous font du bien, s'ils sont disponibles, bien entendu. Respectez les moments de détente tout comme votre travail et ne les gaspillez pas pour des personnes pour lesquelles vous avez l'impression de vous user un peu plus chaque jour.

Le smartphone pervers

Le téléphone portable fait désormais partie de notre vie quotidienne. S'il est certes utile (urgence, retard, divertissement dans les transports), une étude réalisée aux États-Unis nous montre pourtant que ce petit objet peut perturber la vie du couple. Il a été noté que la présence du téléphone portable au moment des repas dégradait la relation. L'intimité se trouve en berne, la complicité absente, avec moins de joie de vivre dans l'échange. Le seul fait de le poser sur la table, même s'il ne sonne pas, n'est pas un geste anodin et peut même s'avérer nuisible : votre partenaire interprétera cela comme un manque de respect et d'intérêt – sa présence ne vous suffit pas ou bien ce qu'il va vous dire est sans grande importance à vos yeux. Il pourra légitimement s'en trouver blessé.
Le smartphone est une troisième personne virtuelle dans le couple et fait office de tiers silencieux qui peut à tout moment interrompre la conversation. Il réduit l'espace vital de l'intimité et, dans ce cadre, installe un dialogue précaire qui ne peut porter que sur des banalités. Bannissez une fois pour toutes le portable lorsque vous vous trouvez dans des moments d'intimité ; il altère votre relation, mais aussi votre joie de vivre, votre créativité... autant d'instants de bonheur volés. D'autres travaux ont porté sur des jeunes qui passaient plus de neuf heures par jour sur leur smartphone (Internet, jeux, envoi de sms ou réponse à des appels). Les résultats montrent tous que cette utilisation abusive est un facteur d'isolement et d'anxiété.

Dans une approche plus préventive, j'ajouterai qu'il faut utiliser le téléphone portable avec certaines précautions. Une étude a souligné les risques de tumeurs du cerveau à partir de trente minutes par jour d'utilisation du téléphone collé à l'oreille. Concrètement, quinze heures de conversation téléphonique par mois, soit donc une demi-heure par jour, multiplient par deux les risques de cancers. Vous avez d'ailleurs sans doute observé qu'à partir d'un certain moment, le téléphone vous procure une désagréable sensation de chaleur à l'oreille.

Pour vous protéger, utilisez un kit mains libres ou passez régulièrement d'une oreille à l'autre et, chaque fois que cela est possible, parlez à distance dans le micro. Il est évident que la vigilance s'impose encore plus pour les enfants. Enfin, sachez que l'impact des ondes est plus important en voiture, et ayez bien sûr à l'esprit les dangers du téléphone au volant.

Une découverte stupéfiante sur le repos

Onze études universitaires menées aux États-Unis aboutissent à la même conclusion étonnante. Les chercheurs ont étudié la réaction de sujets de 18 à 77 ans, en leur demandant de rester dans une pièce pendant un quart d'heure et de ne rien faire du tout. Ils avaient la possibilité de réfléchir ou de rêver. Ils ne pouvaient ni lire, ni écouter de la musique, ni utiliser leur téléphone portable. Leur seule distraction était la suivante : en appuyant sur un bouton, ils pouvaient s'infliger une décharge électrique douce s'ils le désiraient.

Les résultats ont montré que l'immense majorité des sujets avait détesté cette inactivité totale. Ils ne se sentaient pas bien et ce « repos » imposé et non pas spontané était vécu comme frustrant. Fait intéressant : 67 % des hommes et 25 % des femmes ont, au cours de l'expérience, décidé de s'infliger un petit choc électrique pour se distraire. Ils ont préféré une pratique déplaisante à l'absence totale d'activité. Cette période d'inactivité absolue n'a généré aucune sensation de repos. Ces études soulignent à quel point nous sommes conçus pour l'action, les échanges et la découverte.

La règle des 8-1-5

Quelle est la durée idéale des vacances pour vraiment se reposer ? Pendant longtemps, on a estimé que plus leur durée était longue, mieux on se sentait en rentrant. Une équipe de scientifiques néerlandais a voulu en avoir le cœur net. Ils ont découvert que celle qui génère le plus grand bien-être est... d'une semaine ! Leur prolongation n'augmentera ni votre forme ni votre récupération. De même, les études sur les revenus financiers annuels ont montré qu'à partir de 55 000 euros par an, gagner davantage ne rendait pas plus heureux. Qu'il s'agisse des vacances ou de l'argent, nous arrivons à un plafond. Ajouter des journées de vacances ou des sous sur le compte en banque ne fait rien de plus.
Des scientifiques allemands, quant à eux, ont montré que la meilleure période se situait là où on ne l'attendait pas, à savoir huit semaines avant le départ. En effet, connaître sa destination et sa date de congés augmente progressivement le plaisir. Le fait d'y penser comme une récompense génère un profond bien-être. Ces résultats vont à l'encontre des sites Internet de vacances à la dernière minute qui proposent de partir sur un coup de tête. C'est souvent moins cher, mais l'on se prive de la période délicieuse et régénératrice qui précède. La deuxième découverte répond à une question cruciale : combien de temps l'effet bénéfique des vacances dure-t-il ? Les chercheurs ont noté que

La fameuse recette des « 8-1-5 »

• Période la plus bénéfique : les **8** semaines qui précèdent le départ (s'il est prévu suffisamment à l'avance).
• Durée idéale des vacances pour récupérer la forme : **1** semaine (au-delà, il n'y a pas de gain supplémentaire).
• Temps pendant lequel on continue à bénéficier de l'effet relaxant après le retour : **5** semaines.
Vous voilà paré pour mieux répartir un mois de vacances sur un cycle de 52 semaines. De plus, quand on sait qu'en trois semaines de vacances, on perd 20 points de quotient intellectuel, il vaut mieux appliquer la règle des 8-1-5 ! Pour ceux qui disposent de plus de congés, il est possible de passer à dix jours de vacances à chaque cycle, bien que l'effet sur la santé soit sensiblement identique.

l'effet se prolonge au maximum durant cinq semaines. Ces études permettent donc de définir le planning idéal des vacances, qui serait de deux mois avant pour y penser, une semaine de repos et cinq semaines pour en goûter les bénéfices.

La qualité des vacances fait aussi la différence

Nous connaissons désormais la durée idéale des vacances. Le deuxième point clé se situe au niveau qualitatif : que faut-il faire pour qu'elles soient le plus profitables possible ? Nous l'avons vu, ne rien faire ne suffit pas à se sentir mieux. L'inactivité n'est pas efficace pour recharger ses batteries, nous devons donc jouer la partie autrement. Grâce aux progrès scientifiques, on arrive aujourd'hui à mesurer le plaisir généré par un événement comme les vacances.

Des prises de sang permettent de doser le taux d'hormones du bonheur dans le sang. L'IRM, quant à elle, distingue les zones du plaisir qui « s'allument ». Il a été démontré que ce qui fait le plus de bien, c'est la nouveauté. Découvrir des sensations, des endroits ou des personnes jusqu'alors inconnus procure un plaisir intense. Pour profiter au mieux des vacances, s'extraire le plus possible de la routine quotidienne et d'un certain confort initial est primordial. Le changement stimule la mémoire et accroît les plaisirs. Il existe deux façons de concevoir les vacances : soit se dire qu'il s'agit d'une parenthèse au milieu d'une vie difficile, soit décider que c'est un starter pour revenir en pleine forme. Évidemment, le deuxième état d'esprit semble le plus judicieux. Car si votre vie au quotidien vous paraît terne et pénible, il est nécessaire de la repenser entièrement.

Profiter de sa sexualité

La sexualité fait partie de la vie et elle est aussi naturelle que le fait de boire ou de manger. Malheureusement, des siècles d'obscurantisme sont venus la draper d'une aura mystérieuse et secrète. Malgré la libération sexuelle survenue dans les années 1970, beaucoup d'entre nous ont encore du mal à en parler « vraiment », sans fanfaronnade. Il n'est donc pas étonnant que les consultations se multiplient dans les cabinets de sexologie. Nous évoquerons ici les nombreux bénéfices d'une sexualité épanouie sur la santé.
En effet, 12 rapports sexuels par mois augmentent de huit ans l'espérance de vie, tant pour les hommes que pour les femmes, et diminue la fréquence des

maladies cardiovasculaires, du cancer du sein et de la prostate.

La libido

La pratique du sexe, source de longévité, dépend étroitement de la libido. Cette dernière se définit comme un état psychologique qui se traduit par l'envie spontanée de réaliser des actes sexuels. C'est un instinct de vie – en dehors de la procréation – qui fait partie des fonctions physiologiques. La diminution de la libido peut être le signe d'un état dépressif, mais peut également le provoquer. Ce fléchissement de l'énergie vitale s'apparente pour beaucoup à une baisse d'énergie. La personne perd les ressorts essentiels qui la faisaient avancer.
Avant de se remettre soi-même en question, ainsi que son couple, il est nécessaire de rechercher les causes simples qui sont à l'origine d'une chute de la libido. Cela évitera de médicaliser une situation anodine, de fragiliser son couple ou de passer des années sur le divan d'un psychanalyste. En tant que médecin, je suis attentif à ce que les patients ne se trouvent pas pris dans un engrenage dont il est difficile de sortir.

Débusquer les médicaments anti-libido

De nombreux médicaments ont pour effet secondaire de faire chuter la libido. C'est l'une des causes d'un désir en berne qu'il convient d'écarter. Il suffit de faire une recherche sur Internet ou de lire la notice du médicament pour disposer de l'information et le signaler ensuite à son médecin traitant. Si c'est le cas, il pourra substituer le traitement par un autre qui ne provoquera pas ce désagrément. Les effets secondaires liés aux médicaments varient d'une personne à l'autre. Comme nous l'avons dit, les recherches actuelles laissent présager que, dans l'avenir, de simples tests génétiques préalables permettront de savoir si une personne réagira bien ou non à telle ou telle thérapeutique.

Nez bouché : ceinture !

Le nez bouché peut entraîner une baisse de la libido. Les odeurs participent à la stimulation sexuelle. Il a été montré que l'activité sexuelle diminuait lors d'une perte d'odorat au long cours. Il faut ajouter que ce handicap, s'il est durable, peut aussi provoquer des états dépressifs. Ce qui est paradoxal, c'est que des odeurs qui semblent aujourd'hui proscrites sont de véritables philtres d'amour. La sueur en est un parfait exemple. Des chercheurs italiens ont isolé dans la transpiration un composant, l'alpha-androstérone, qui agit comme un aphrodisiaque. Utiliser un déodorant ou avoir un odorat diminué, c'est se priver de ce stimulant naturel de la sexualité...
L'obstruction des voies nasales peut être due à une sinusite, facile à traiter, ou tout simplement à un rhume. Pour faire passer ce dernier le plus rapidement possible, la règle de base est bien sûr l'utilisation de mouchoirs jetables à usage unique. L'étude scientifique la plus récente est étonnante : les chercheurs ont remarqué que se moucher souvent en cas de rhume en augmentait l'intensité ! Se moucher trop fort et trop fréquemment augmente la pression sur le mucus qui a ensuite des difficultés à s'évacuer. Lors de votre prochain coup de froid, essayez de vous moucher moins souvent et d'observer si l'effet produit est convaincant. L'éternuement constitue une façon involontaire de se moucher. Les sécrétions peuvent être projetées jusqu'à 165 km/h, ce qui permet de com-

prendre la façon dont les virus se propagent en cas d'épidémies...

Les vitamines qui boostent

Et si le vieil adage « Prends des vitamines, tu retrouveras la forme » disait vrai ? Un supplément vitaminique peut-il redonner du tonus sexuel ?

La vitamine D

La vitamine D est bien connue dans la prévention du rachitisme, des cancers et des maladies cardiovasculaires. Le soleil permet entre autres de faire le plein de vitamine D, ce qui explique peut-être pourquoi l'été est plus propice aux rencontres amoureuses. En effet, des scientifiques ont montré que le taux de testostérone chez l'homme n'était pas sans liens avec le taux de vitamine D. Plus cette dernière est élevée, plus les concentrations plasmatiques de testostérone sont performantes. Quinze minutes d'exposition au soleil suffisent pour faire le plein de vitamine D. Elle est également présente dans certains aliments comme les poissons gras (l'huile de foie de morue de nos grands-mères, notamment). Vous pouvez enfin consulter votre médecin, qui vous en prescrira quelques ampoules si votre taux sanguin mesuré est trop bas.

La vitamine C

Des chercheurs ont étudié le rôle de la vitamine C sur la libido. En prescrivant quotidiennement des doses significatives de vitamine C, ils ont noté une augmentation de la réactivité sexuelle et de la sécrétion de l'ocytocine, hormone de l'attachement et du plaisir. Les résultats sont d'autant plus notables chez les fumeurs, qui présentent souvent une carence en vitamine C. Il s'agit toutefois de premiers travaux, qui nécessiteront des études complémentaires pour confirmer ces résultats.

La testostérone

La testostérone est une hormone masculine fabriquée par les testicules et qui intervient dans de nombreux domaines. Elle est également sécrétée par les femmes, mais en quantité plus faible. C'est une hormone qui contribue au bien-être et à une bonne santé. Elle est essentielle pour les fonctions sexuelles, en particulier la libido. Elle augmente aussi le taux de globules rouges et lutte contre l'ostéoporose. Son taux est plus élevé le matin et a tendance à diminuer physiologiquement avec l'âge.
Cependant, il existe des différences importantes entre deux hommes du même âge, simplement liées à leur mode de vie. La testostérone baisse avec le manque de sommeil, le stress, l'abus d'alcool et le manque d'activité physique. Les hommes qui pratiquent une activité physique à raison de trois fois par semaine accroissent leurs capacités sexuelles de 30 %. Voilà un moyen sain et naturel pour augmenter ses performances au lit !
Chez les femmes, l'activité physique régulière augmente la circulation vasculaire vaginale, ce qui est excellent pour bénéficier de sensations intenses. La testostérone peut être prescrite par votre médecin traitant quand le taux sanguin baisse trop, que ce soit sous forme de patch, gel ou autre. Pour information et contrairement à une idée reçue, il a été noté que si les femmes trouvent les hommes à taux de testostérone élevé plus virils, elles ne sont pas plus attirées par eux. Dans cet esprit, je ne peux m'empêcher de citer, pour sourire, le sondage réalisé par le site de rencontres www.match.com auprès de 4 000 femmes : il a montré qu'un quart d'entre elles préféraient croquer dans un bon mor-

ceau de chocolat plutôt que d'avoir un rapport sexuel ! Pour conclure, un petit clin d'œil à des chercheurs du Nebraska, qui ont constaté que l'apparition de femmes légèrement dénudées dans un club sexy faisait bondir en moyenne le taux de testostérone des hommes de 26 %...

Un périnée tonique est essentiel pour une sexualité harmonieuse

Les bénéfices sur la sexualité d'un périnée convenablement entretenu, à raison de seulement trois minutes par jour, sont considérables (voir *supra*). À l'inverse, si cette zone est en souffrance, vos rapports intimes ne pourront pas être satisfaisants.

Chez les hommes
Une bonne musculature périnéale permet de contrôler l'excitation et de maîtriser l'éjaculation lors des rapports sexuels. Des chercheurs britanniques ont étudié les effets de la musculation du périnée sur l'impuissance et les troubles de l'érection. Leur attention s'est concentrée sur les muscles périnéaux (ischio-caverneux et bulbo-caverneux) chargés de maintenir l'afflux sanguin au moment de l'érection et de pomper le sperme au moment de l'éjaculation. Ces muscles aident également à vider l'urètre au moment des mictions. Les participants devaient pratiquer au total sept minutes d'exercices par jour.
Les résultats ont été spectaculaires : six mois après le début de l'étude, 40 % des participants avaient recouvré leurs capacités érectiles normales et 35 % avaient obtenu une amélioration significative. De plus, 65 % des sujets qui souffraient parallèlement d'écoulement urinaire après une miction ont vu ce problème se résor-

ber : éviter la goutte qui tache le linge est un sacré plus !
D'autres bienfaits de la musculature périnéale ont été signalés : une amélioration de l'angle de l'érection, un volume et une force de l'éjaculat plus importants, des orgasmes plus puissants, mais aussi une meilleure capacité de contenance vésicale, ce qui dispense de se lever la nuit.

Chez les femmes
Voilà un chiffre troublant : 40 % des femmes qui consultent pour difficulté ou absence d'orgasme présentent un relâchement de la musculature périnéale. Tout comme les petites fuites urinaires vont de pair avec une faiblesse périnéale (voir *supra*). Il existe des moyens médicaux pour mesurer la capacité contractile du périnée. Une sonde vaginale est introduite dans le vagin et reliée à un manomètre, qui indiquera la puissance des contractions vaginales produites par la patiente.
Les résultats sont sans appel : les femmes conservant une contractilité périnéale de bonne qualité se trouvent majoritairement dans le groupe à « orgasmes faciles ». Sur 5 rapports, elles ont obtenu entre 3 à 5 orgasmes. En revanche, celles qui présentent un relâchement musculaire constituent le groupe à « orgasmes moyens » ou à « absence d'orgasme ». L'étude a montré que quinze minutes d'exercices par jour pendant deux mois permettaient d'augmenter de façon significative les capacités musculaires et de remettre ainsi le périnée « à niveau ».

Les sexercices

L'objectif de ces exercices est d'obtenir des érections fermes et une maîtrise de l'éjaculation pour les hommes, et des orgasmes plus fréquents pour les femmes. À chaque rapport, l'homme et la femme vont pratiquer chacun leur tour 20 contractions périnéales, comme elles ont été précédemment décrites. La femme s'efforcera de contracter ses muscles sur la verge ; chez l'homme, l'exercice provoque un léger relèvement de celle-ci. Au bout de six semaines, ces entraînements deviendront instinctifs et procureront une nette augmentation du plaisir.

Si les hommes souhaitent mieux contrôler le temps d'éjaculation, il leur suffit d'écarter les cuisses en les relâchant quand ils sentent que l'éjaculation monte. La contraction des muscles adducteurs des cuisses précipite l'éjaculation. Je souligne que les hommes qui éprouvent des épisodes rebelles d'éjaculation précoce peuvent utiliser cette méthode du médecin Kegel. Quand ils sentent que le point de non-retour survient, il suffit d'exercer une contraction périnéale de dix secondes pour retarder l'éjaculation.

Pas ce soir, chéri, j'ai sommeil !

Et si c'était vrai ? Cette petite phrase émise par la femme qui va se coucher est souvent mal interprétée. L'homme pense qu'elle ne le désire pas, boude parfois ou se pose des questions existentielles sur leur couple. Même si l'inverse est vrai aussi. La surprise est venue de chercheurs américains qui ont découvert que dans l'immense majorité des cas, il ne s'agit pas d'une baisse du désir mais d'un réel besoin de sommeil ! En effet, homme et femme ne possèdent pas les mêmes cycles circadiens et l'envie de dormir ne survient pas à la même heure.

Ces données biologiques ne sont pas modifiables. Quand cela est possible et désiré par les deux partenaires, la solution est de faire sonner le réveil une demi-heure plus tôt le matin, ou bien d'essayer de se ménager des pauses dans la journée (la sieste « crapuleuse » !).

Le langage secret des positions

Les scientifiques d'une université américaine ont voulu décrypter les positions du couple dans le lit et étudier leur signification. De la « petite cuillère » à « collés dos à dos », quels sont les messages à retenir ? Il existe un lien important entre la qualité des relations du couple et les positions spontanées qu'il adopte au lit.

Dormir l'un contre l'autre
Les couples qui dorment en contact l'un avec l'autre ont 94 % de satisfaction en plus dans leur relation et ce, quel que soit le contact : frôlements, caresses, petite cuillère, enlacés ou blottis l'un contre l'autre. À l'inverse, ceux qui dorment séparés par un espace d'au moins 75 centimètres ne sont satisfaits qu'à 66 %. Sans pour autant passer la nuit entière « collés-serrés », ces gestes d'affection apportent quiétude et sérénité, qui favorisent l'endormissement. Enfin, un dernier baiser avant de s'endormir permet une sécrétion d'ocytocine, l'hormone de l'attachement et du plaisir.

Dormir de façon synchrone
Les travaux ont montré l'intérêt des couples qui s'endormaient et se réveillaient en même temps : dans ces binômes synchrones, la femme était plus heureuse que dans les couples qui dorment en décalé. Le sommeil fonctionne comme un signal d'harmonie, sans que l'on connaisse les raisons médicales de cette constatation.

La démarche d'une femme : un indice de taille

Des sexologues écossais ont eu l'idée d'étudier les liens entre la démarche féminine et l'aptitude à jouir d'orgasmes vaginaux. Ils ont filmé des femmes en train de marcher et leur ont ensuite demandé de répondre à des questionnaires sur leur sexualité, en particulier sur l'historique de leurs orgasmes. Dans 80 % des cas, ils ont trouvé des corrélations entre la façon de marcher et les orgasmes. En pratique, plus les foulées étaient grandes, la démarche confiante et la colonne vertébrale souple, plus les femmes étaient susceptibles d'obtenir des orgasmes.
Il est possible que des interférences entre les douleurs au niveau lombosacré – souvent génératrices de sciatiques de par les pincements discaux des nerfs au niveau des vertèbres – et les possibilités de jouissance surviennent. Sur le plan anatomique, les connexions nerveuses de ces zones sont nombreuses. Un bassin douloureux et une colonne contractée par des douleurs chroniques constituent un obstacle aux orgasmes vaginaux. Avant de rechercher des causes psychologiques relatives à leur fréquence, il faut commencer par examiner d'éventuelles origines anatomiques.

Jardin secret

De nombreuses études scientifiques ont cherché à savoir si la masturbation, tant féminine (clitoridienne ou vaginale) que masculine, produisait les mêmes effets positifs sur la santé que les rapports sexuels à deux. Dans les deux cas, il a été constaté qu'une fréquence élevée de masturbation était liée à un manque de bonheur et de joie de vivre. Le taux de dépression est plus élevé chez les sujets qui en sont adeptes. En effet, après le plaisir physiologique généré par un épisode de masturbation, une sensation de solitude et de tristesse se

dégage. Toutes les hormones du plaisir ne sont pas au rendez-vous.
Prenons l'exemple de la prévention des cancers du sein grâce aux rapports sexuels : l'un des facteurs clés en jeu serait l'ocytocine (hormone de l'attachement, du plaisir et du bien-être), sécrétée en particulier par les caresses du partenaire sur le corps. Or, la masturbation ne peut induire cette sécrétion bénéfique.
Chez l'homme, il semble que la protection contre les maladies cardiovasculaires, qui intervient à partir de 12 rapports par mois, n'est pas effective avec la masturbation. Pour comprendre ce décalage, il faut noter que le stress est l'un des facteurs de risque majeur pour le cœur. Les rapports sexuels diminuent le stress, ce qui n'est pas toujours le cas pour la masturbation ou, du moins, pas avec la même intensité. Néanmoins, elle apporte certains bienfaits. Pour qu'elle soit bénéfique, il faut la pratiquer sans aucun sentiment de culpabilité. Elle aide à connaître son corps et à découvrir des zones érogènes. Elle peut apporter un apaisement pour dormir la nuit et aider à supporter le quotidien lorsque l'on est seul ou face à un partenaire souvent absent.
La masturbation est un refuge éventuel pour se retrouver et adoucir la vie. Les rapports sexuels sont certes meilleurs pour la santé mais, lorsqu'ils ne sont pas possibles, la masturbation permet d'entretenir les « circuits » de la sexualité.

Jogging plaisir

L'étude la plus surprenante sur les bénéfices du jogging et de la randonnée a été réalisée aux États-Unis auprès d'un groupe de 500 femmes volontaires âgées en moyenne de 19 ans. Elle a montré que dans 13,2 % des cas pour le jogging et 9,6 % des cas pour la randonnée, les femmes avaient ressenti un petit orgasme au cours de l'exercice !

Chez l'homme, le fait de pratiquer une activité physique quotidienne, comme la marche, favorise l'activité sexuelle. Des travaux récents ont démontré que la sédentarité était un facteur qui diminuait la qualité des érections, en particulier si l'absence d'activité physique est associée à l'obésité, au tabagisme et à une forte consommation d'alcool. En effet, les hommes qui présentent ces facteurs de risque se plaignent dans les deux tiers des cas de troubles sexuels.

L'orgasme en chaussettes

À Groningen, aux Pays-Bas, une équipe de chercheurs a travaillé sur les effets de l'orgasme masculin et féminin au niveau de différentes aires du cerveau en utilisant un scanner pour repérer les zones actives. Dans le cadre de cette étude, ils ont remarqué que les femmes qui portaient des chaussettes durant les rapports sexuels parvenaient systématiquement à l'orgasme dans 30 % des cas. Surpris par ce résultat, ils ont émis l'hypothèse que le port des chaussettes procurait un sentiment de protection qui facilitait la survenue de l'orgasme.

Des recherches ultérieures portant sur d'autres échantillons de population permettront peut-être de trouver des explications complémentaires. Cependant, il est important d'enlever les chaussettes juste avant de s'endormir. Le professeur Dautovitch a constaté que pour mieux dormir, il était préférable d'avoir les pieds nus et de les laisser dépasser de la couverture. Comme nous l'avons vu, l'explication vient de la baisse de la température corporelle. Grâce à leurs réseaux de vaisseaux superficiels, pieds et mains permettent d'éliminer naturellement la chaleur du corps. L'absence de pilosité contribue aussi à ce facteur. En résumé, nu et sans chauffage, vous dormirez sur vos deux oreilles après un gros câlin !

Chapitre 3

GÉRER SA SANTÉ AU QUOTIDIEN

« Point de santé si l'on ne se donne tous les jours suffisamment de mouvement. »

Arthur Schopenhauer

Acquérir les réflexes santé de base

Voici quelques leviers pour être en forme tout au long de l'année. Vous l'avez désormais compris, une bonne santé s'entretient par des actions simples. Se nourrir sainement, pratiquer un exercice physique régulier, avoir un sommeil réparateur, être dans un bon état d'esprit, etc. Mon objectif est que vous puissiez acquérir ces gestes et que vous les pratiquiez au quotidien, sans même y penser. Maîtriser les réflexes santé de base. Votre vie s'en trouvera totalement transformée en quelques semaines.

Marcher tous les jours

La marche est probablement l'exercice physique le plus facile à réaliser. De nombreux travaux ont démontré que la pratique de la marche rapide pendant trente minutes par jour sans s'arrêter avait un effet significatif, à la fois pour prévenir les états dépressifs et pour aider à la guérison. En moyenne, nous marchons à une fréquence de 5 km/h. La vitesse de la marche rapide se situe entre 6 et 8 km/h. Marcher au grand air développe les vertus déstressantes de la lumière extérieure (voir *supra*).

La marche rapide assure la sécrétion de petites quantités d'endorphine, qui font voir la vie en rose. Voilà un triple effet bénéfique en seulement une demi-heure.
Certains d'entre vous rétorqueront peut-être qu'ils n'ont pas le temps, dans leur journée surchargée. Calculez celui que vous perdez à envoyer des sms, à regarder la télévision sans vous y intéresser vraiment, à naviguer sur les réseaux sociaux. Les derniers chiffres de l'INSEE indiquent que nous passons en moyenne trois heures et vingt-cinq minutes devant nos écrans (télévision, tablette, smartphone, etc.). C'est énorme, et vous pourriez sans peine dégager trente minutes dévolues à la marche !
Pensez à vous hydrater avant, pour être moins fatigué et réaliser une meilleure performance. Toute activité physique provoque une hausse de la température par l'action des muscles et une perte d'eau due à la transpiration. Je vous recommande aussi de boire une fois la marche terminée.

Les bras : un atout supplémentaire

Lors de la marche, le balancier des bras s'effectue naturellement, mais l'accentuer possède des avantages. Une équipe de chercheurs américains et néerlandais a observé que lorsque les bras étaient en mouvement, les jambes se fatiguaient moins et que les marcheurs pouvaient parcourir des distances plus importantes. Ils ont aussi noté que la capacité d'adhérence au sol était augmentée de 63 % lorsque le marcheur avait ses bras en mouvement par rapport à celui qui les maintenait raides. Les muscles des jambes consomment 12 % d'énergie en moins pour parcourir la même distance. Il existe d'ailleurs dans les salles de sport un appareil dit « elliptique », grâce auquel le sujet marche en faisant bouger ses bras en même temps. J'apprécie beaucoup cette machine qui fait travailler dans un même mouvement les muscles des bras et des jambes ainsi que les abdominaux.

Marcher ou courir ?

Sachez qu'il vaut mieux marcher tous les jours plutôt que de vous lancer dans un footing effréné une fois par semaine. C'est la régularité qui apporte des bénéfices en termes de santé. En ce qui concerne la prévention de la pression artérielle, du cholestérol, du diabète et des maladies cardiovasculaires, la marche et la course à pied offrent les mêmes avantages. Pour ce qui est de la perte de poids, la course à pied prend l'avantage. Les sujets qui ont participé à l'étude visant à le prouver devaient perdre la même quantité d'énergie, qu'ils soient marcheurs ou coureurs.
En pratique, pour compenser une dépense énergétique moyenne plus faible, les marcheurs se dépensaient plus longtemps que les coureurs. L'explication de la perte de poids supplémentaire chez les coureurs réside dans un petit plus : les dosages biologiques ont montré qu'après une course à pied, les hormones de l'appétit (la ghréline) étaient plus basses que chez les marcheurs. La course à pied est un coupe-faim naturel efficace à la portée de tous.
Il faut noter que les jours où les personnes ayant participé à l'étude n'ont pas pratiqué d'exercice physique, elles ont consommé plus de calories que lorsqu'elles ont été actives. Cela signifie que l'exercice physique doit être pratiqué tous les jours et ceci, quelle que soit la météo. C'est d'autant plus vrai si vous marchez contre le vent et la pluie : vous perdrez 50 calories de plus à l'heure !

Utilisez vos pieds comme des ressorts !

À chacun de vos pas, efforcez-vous d'exercer une poussée avec votre pied, vous ajouterez ainsi dynamisme et élan à votre marche. Imaginez que vous montrez une partie de la semelle de votre chaussure à une personne virtuelle qui vous suivrait. Ne vous obligez pas à effectuer de grandes foulées, qui ne correspondent pas forcément à votre morphologie. Pour accélérer, faites naturellement plus de pas, en vous efforçant de maintenir une posture souple, droite et élégante.

Kilos en trop ou exercice ?

Il est évident que pour vivre plus longtemps en bonne santé, nous devons veiller à notre poids et pratiquer un exercice quotidien. Et s'il fallait choisir entre les deux : contrôle du poids ou exercice ? Des kilos en moins ou trente minutes de marche par jour ? C'est la question posée par des chercheurs américains. La réponse est simple : s'il faut faire un choix, mieux vaut quelques kilos en trop que de ne pas faire d'exercice. L'étude a porté sur 14 000 volontaires sur une période de onze ans. Les sujets pratiquant une activité physique régulière ont réduit de 30 % le risque de décès par rapport au groupe sédentaire. Par conséquent, même si vous êtes en excès de poids, n'hésitez pas à pratiquer des sports « doux », comme la marche rapide, la natation, le yoga, etc.

Le plus de la promenade digestive

Une promenade digestive est toujours bénéfique, en particulier chez les sujets âgés. Il apparaît que le simple fait de marcher pendant quinze minutes après chaque repas diminue les risques de développer un diabète

gras. Cette activité postprandiale permet de réduire la quantité de sucre dans le sang.
Le diabète étant plus fréquent au-delà de 70 ans, cet exercice journalier permettra de mieux réguler la glycémie, surtout après le repas du soir. D'ailleurs, vous avez tous expérimenté les bienfaits d'aller faire un tour après un repas copieux. Attention toutefois : la promenade digestive, encore appelée « promenade du dimanche », n'est pas de la marche rapide. Marchez simplement à votre rythme, sans forcer, et pas trop longtemps, car cela pourrait gêner votre digestion.

Grosses cuisses et cœur d'acier

Les études font apparaître que plus le diamètre des cuisses est petit, plus le risque cardiovasculaire est élevé. En suivant pendant douze ans 1 400 hommes et femmes, des scientifiques ont mis en évidence qu'un diamètre inférieur à 60 centimètres augmentait le risque de décès et d'accidents cardiovasculaires de façon notoire. Développer jour après jour la masse musculaire des cuisses grâce à la marche ou au jogging s'avère un excellent bouclier.
En revanche, l'augmentation de la graisse abdominale favorise la survenue des accidents vasculaires. Le risque n'est donc pas le même selon l'endroit où se situe la surcharge pondérale, ce qui démontre une fois de plus qu'une prise de poids considérée comme simple indicateur global n'est pas suffisante pour en appréhender finement l'impact sur la santé. De même, les muscles pesant plus lourd que la graisse, la donnée qu'il faut prendre en compte est le rapport entre la masse grasse et la masse musculaire.

Rester assis le moins longtemps possible

La position assise est la plus utilisée, que ce soit à l'occasion des repas, dans les transports, au bureau, pour regarder la télévision, etc. Or, les expertises scientifiques montrent que plus on reste assis, plus les facteurs de risque pour la santé sont importants. Ils se situent à différents niveaux. Les cancers du rectum augmentent selon la durée pendant laquelle nous restons en position assise. Comme toujours, les risques de maladies cardiovasculaires sont également plus élevés. Il est donc important d'aller se dégourdir les jambes à la moindre occasion.

Des scientifiques ont suivi durant treize ans 17 000 hommes et femmes et ont montré que les risques cardiovasculaires étaient accrus de plus de 50 % chez les sujets qui passaient leurs journées en position assise. À partir de six heures assis, les risques de diabète, d'obésité et de maladies cardiovasculaires grimpent de 18 %, comparativement à des sujets qui restent assis moins de trois heures par jour. Les positions de notre corps ont donc un impact non négligeable sur notre santé et certaines peuvent jouer un rôle positif.

Dans cet esprit, des chercheurs anglais ont montré que le simple fait de croiser les bras diminuait la perception de la douleur. Ce geste perturbe les signaux d'informations de la douleur en direction du cerveau. En revanche, croiser les jambes plus de quinze minutes gêne la circulation inférieure et favorise la tension artérielle. D'ailleurs, vous sentez bien que cette position n'est pas « naturelle » quand vous l'adoptez, car très vite, des fourmillements désagréables vous gênent.

Cracher et renifler... à volonté !

En questionnant une personne victime d'une intoxication alimentaire, j'ai souvent constaté qu'elle savait parfaitement identifier ce qui l'avait rendue malade. Mon conseil est simple. Si au cours d'un repas, vous avez un doute sur un aliment, recrachez-le tout de suite aussi discrètement que possible. Utilisez aussi votre nez pour écarter tout aliment à l'odeur suspecte. Ces précautions sont votre première ligne de défense pour vous prémunir des toxi-infections alimentaires. Ne cherchez pas à faire plaisir ou bonne figure au détriment de votre santé. Avouez simplement que vous n'avez pas faim.

Le reniflement est excellent pour la santé, surtout lorsqu'il existe une hypersécrétion nasale. Il crée une sorte de dépression qui permet de chasser le mucus en excès et participe à une bonne désobstruction du nez. Cela évite une stase microbienne inutile qui gêne pour bien respirer et tend à prolonger la durée d'un rhume. À la fin du reniflement, il est préférable de cracher dans son mouchoir plutôt que d'avaler les sécrétions qui peuvent être infectieuses dans certains cas.

Le mystérieux effet placebo

Depuis cinquante ans, l'effet placebo intrigue les médecins. Ce phénomène se produit lorsqu'un médicament, bien que factice – une gélule ne contenant que du sucre en poudre, par exemple –, réussit à guérir des douleurs ou une maladie. C'est troublant et pourtant fréquent. Pour traiter des insomnies, des douleurs et même des pathologies plus graves, l'effet placebo donne, chez plus d'un tiers des sujets, d'excellents résultats. Il ne s'agit pas seulement d'un phénomène psychologique, c'est un mécanisme qui s'avère bien plus subtil. Les recherches scientifiques les plus récentes ont mis en évidence un élément passionnant. La croyance provoque des phénomènes biochimiques au niveau du

corps qui peuvent soulager des douleurs ou soigner des maladies.
Autrement dit, le fait de croire avec force et conviction va déclencher la production de molécules actives par le corps humain pour soulager ou soigner. La croyance déclenche un signal vers l'organisme pour qu'il produise ses propres « médicaments » naturels. Les premières études sur le placebo ont montré que c'est la confiance dans le médecin prescripteur qui déclenche cet effet. Cette approche permet de comprendre comment d'autres mécanismes de croyance ont le pouvoir de guérir, comme c'est le cas pour les croyances religieuses, les médecines parallèles ou encore la force de la concentration par la méditation.
D'autres études ont démontré que des enképhalines pouvaient être sécrétées par effet placebo. Les enképhalines sont des substances équivalentes à la morphine que le corps peut sécréter naturellement et qui se révèlent très efficaces contre les douleurs.

Rester vigilant

Les équipes d'urgences le savent : chaque minute compte. La médecine est une course contre la montre. Pour réussir à guérir, c'est souvent une question de temps. Il faut se trouver le plus vite possible sur les lieux pour éteindre les premières flammes avant que l'incendie ne se propage. Il s'agit de repérer le plus tôt possible les symptômes qui peuvent paraître insignifiants avant qu'ils ne déclenchent quelques mois plus tard une catastrophe.
Le plus important est de savoir détecter et analyser les signaux faibles. L'idéal serait de disposer tous les matins d'un médecin qui vous ausculterait des pieds à la tête pour repérer les moindres symptômes. Il vous coacherait ensuite quotidiennement pour vous aider à

maintenir une vie saine. Il vous ferait faire de l'exercice et contrôlerait votre alimentation afin d'optimiser votre mode de vie. Et si je vous disais que ce médecin, c'est vous qui pouvez le devenir ? Personne mieux que vous ne peut repérer les petits changements qui font que les choses ne se passent pas comme d'habitude. Soyez à l'écoute de votre corps pour identifier précocement les infimes signes d'alerte : regardez votre peau à la recherche d'un grain de beauté qui change d'aspect, observez vos selles pour repérer une modification de leur calibre, analysez une fatigue qui deviendrait récurrente, etc.

Il existe, dans le commerce, de nombreux instruments pour aider à s'ausculter soi-même. Cela commence par le pèse-personne, utile pour repérer une modification du poids en dehors d'une période de régime. Comme je l'ai dit plus haut, disposer à la maison d'un appareil pour mesurer sa tension artérielle est aussi une bonne chose. En cas de maux de tête ou de bourdonnements d'oreille par exemple, il est utile de prendre sa tension. Ces appareils indiquent également la fréquence cardiaque. Ils permettent de savoir si le rythme n'est ni trop rapide, ni trop lent.

Dans un autre registre, il existe des tests simples pour rechercher du sang dans les selles, en plaçant un papier réactif dans la cuvette des toilettes. Des bandelettes sont également vendues en pharmacie pour analyser ses urines. Le développement des autotests permet d'améliorer le niveau de prévention et d'adopter une démarche active par rapport à sa santé. De nombreuses applications sont maintenant disponibles à partir des smartphones pour tester la vue ou l'audition. L'ensemble de ces techniques va permettre d'augmenter votre vigilance et de consulter votre médecin traitant au moindre doute.

Faire son « autorévision » technique

Pendant longtemps, la médecine a surtout consisté à observer. En effet, avant l'avènement de tous les protocoles propres à la médecine moderne, les praticiens testaient leur thérapeutique sur les patients et voyaient ce que cela donnait. Et si vous utilisiez à votre compte cette faculté d'observation ? Votre corps peut en effet vous donner des indices précieux sur la qualité de votre santé.

La peau
La peau est la première barrière qui nous protège des agressions. Elle reflète également notre état intérieur : nous rougissons sous le coup de la colère ou de la honte, nous souffrons de démangeaisons lorsque nous sommes stressés, nous paraissons pâles à l'occasion d'une maladie ou d'un coup de fatigue, etc. La peau se modifie évidemment avec l'âge et toutes les crèmes du monde ne peuvent effacer le passage du temps. Cependant, ne vous privez pas de regarder régulièrement si des grains de beauté ou de petites excroissances n'ont pas fait leur apparition, ou si la texture de votre épiderme ne s'est pas modifiée brusquement (plus rugueuse, par exemple). Si c'est le cas, je vous invite à consulter votre médecin traitant.

Les pieds
Socle de notre stature, les pieds s'avèrent également d'excellents « indics » de notre santé. Si vous remarquez des ecchymoses, des coupures, des mycoses, cela peut signifier un problème vasculaire ou un début de diabète. Là encore, n'hésitez pas à consulter.

Le pouls

Comme vous êtes un lecteur assidu, vous avez normalement à ce stade de l'ouvrage débuté un exercice physique quotidien ! Pendant l'effort, vous devez prendre votre pouls radial, en posant l'index et le majeur d'une main au niveau du poignet de la main opposée, et ce durant une minute. Je rappelle la règle : vos pulsations ne doivent pas dépasser 220 moins votre âge. Au-dessus, l'effort est contre-productif, voire dangereux. Si vous êtes dans ce cas, ralentissez l'intensité de l'exercice.

Les cheveux

Les amateurs de séries américaines du type *Les Experts* le savent : un cheveu est une mine de renseignements. Par exemple, des traces de drogue peuvent être retrouvées après plusieurs mois dans notre toison capillaire. En effet, les protéines présentes dans les drogues s'accumulent à la base du cheveu et non pas à son extrémité. Elles s'y logent donc tranquillement et sont ainsi traçables. Mais revenons-en à vos cheveux. Si vous constatez que vous les perdez de façon inhabituelle – en dehors d'un début de calvitie – et par poignées, cela peut révéler un manque de fer ou un problème thyroïdien, à surveiller de près !

Bannir les tongs

Une étude américaine a dévoilé que les tongs sont de véritables réservoirs à microbes : 18 000 bactéries en moyenne par paire, dont des staphylocoques dorés, des germes fécaux. Au contact des trottoirs, les pieds nus peuvent ainsi devenir de véritables pistes d'atterrissage à germes. Si vous ne prenez pas la précaution de bien vous laver les pieds avant d'aller au lit, vous y transporterez une véritable ménagerie ! Les tongs sont également à nettoyer soigneusement, au risque d'y retrouver chaque jour les germes qui auront proliféré pendant la nuit. Pour se développer, ces derniers n'ont besoin que de temps et d'humidité. Savonnez, rincez et séchez vos tongs en plastique avant de les porter à nouveau.

En dehors des problèmes d'hygiène, les tongs provoquent d'autres types de désagréments. Les orteils doivent s'agripper à la semelle pour que les pieds restent stables. Cette position n'est pas physiologique et génère des tendinites fréquentes. De plus, marcher quotidiennement avec des tongs peut créer des microfissures des os et aboutir à ce que l'on qualifie de « fractures de fatigue ». Enfin, porter ce type de nu-pieds conduit à effectuer de petites enjambées avec des talons qui s'enfoncent dans le sol, ce qui peut entraîner des douleurs dorsales. Si vraiment vous ne pouvez pas vous en passer, choisissez-les avec une semelle épaisse (il ne faut pas pouvoir les plier) et réservez-les seulement pour aller de votre chaise longue au bord de la piscine... Mais surtout pas en ville !

Les talons hauts : mauvais pour le dos ?

Les hauts talons sont réputés pour être à l'origine de maux de dos. La hauteur des talons conduit à des attitudes compensatoires au niveau de la colonne vertébrale, des genoux ou des hanches, qui peuvent agir sur les disques intervertébraux. À la longue, les pieds finissent par s'adapter et certaines femmes, tellement habituées à porter des talons, souffrent lorsqu'elles se remettent à marcher à plat.

Cependant, une étude réalisée par le professeur Cerruto, en Italie, bouscule les idées reçues. Elle a suivi 66 femmes de moins de 50 ans portant des talons de 5 à 7 centimètres et un groupe marchant à plat. Les résultats ont mis en avant que les femmes qui portaient des talons présentaient une meilleure posture et une

activité des muscles pelviens plus tonique et plus efficace. Comme nous l'avons vu, cette zone contribue à une vie sexuelle agréable et aide à maintenir les organes internes (vessie, intestins, organes pelviens).
Autre avantage : les talons favorisent la musculature des jambes en galbant le mollet. Ils sont devenus un outil de séduction, allongeant la silhouette, modifiant la courbure du dos en mettant les fesses en valeur. Il faut aussi mentionner de nouvelles recherches qui ont démontré que les femmes qui passent des hauts talons aux chaussures basses s'exposent à des douleurs au niveau des pieds et des chevilles, de par la position réflexe qu'adopte le bas du corps – les pieds se comportent comme s'ils étaient dans des chaussures à talons, même quand ce n'est pas le cas. Il s'ensuit un mécanisme de tension qui fait souffrir. Les spécialistes préconisent de procéder à de petits étirements avant de passer à des chaussures plates.
Les scientifiques de l'université de Virginie ont souligné le fait que de nombreuses chaussures de sport conçues pour la pratique du jogging présentaient à l'intérieur l'équivalent d'un petit talon. Ils ont envisagé que ce talon pouvait provoquer des tensions au niveau de la colonne vertébrale et des genoux équivalentes au fait de courir avec des hauts talons. Aussi, si vous ressentez des douleurs lombaires, au niveau des genoux ou des chevilles, pendant ou après la course, optez pour des chaussures non équipées de ce rehausseur interne. Il est également préférable de courir sur des surfaces souples, comme du gravier ou un chemin de terre, plutôt que sur des plans durs comme le ciment, qui font subir au corps davantage de forces contraires.

De l'utilité du soutien-gorge

Une étude conduite pendant quinze ans sur 300 femmes et réalisée au CHU de Besançon remet en cause l'uti-

lité du soutien-gorge : il n'empêcherait pas les seins de tomber. Alors pourquoi porter un soutien-gorge ? Pour préserver leur bonne position ou éviter un mal de dos ? La question est lancée : faut-il ou non en porter ?
Les femmes qui n'utilisent pas de soutien-gorge ont indiqué qu'elles respiraient mieux, qu'elles se tenaient dans une meilleure position et qu'elles se plaignaient moins de douleurs dorsales ; de plus, leurs seins ne tombaient pas. Il a également été noté que leur poitrine était plus ferme.
L'hypothèse émise par les chercheurs est que le soutien-gorge provoquerait une certaine paresse du système de suspension, favorisant la chute des seins. Il s'agit certes d'une première étude mais qui présente l'avantage d'ouvrir une nouvelle piste de réflexion. Il est évident que le port d'un soutien-gorge trop serré ne soutiendra pas mieux et limitera les mouvements de respiration. Le deuxième élément, essentiel, est la perception qu'en a la femme. Le meilleur critère étant son confort personnel, le bien-être ressenti. Dans ce cadre, il n'y a rien d'obligatoire : il faut savoir écouter son corps et décider ce qui fait du bien ou pas, sans se soucier des critères de la mode. Les seins sont différents d'une femme à l'autre, les positions du corps et le poids changent également et il est difficile d'édicter des règles. Enfin, il me paraît utile de signaler qu'il n'existe aucun lien entre le fait de porter un soutien-gorge et le cancer du sein.

Le string, avec modération

Le port du string peut favoriser la survenue d'irritations ou d'infections. Dans la zone génitale, les muqueuses sont sensibles et les frottements sont susceptibles de provoquer de petites inflammations locales. Vous devez alors afficher une hygiène irréprochable. Il est évident que les strings serrés portés sous des jeans moulants ont tendance à générer un excès de transpiration et d'irritations. L'air circule moins bien et les échauffements sont fréquents en cours de journée. Il a aussi été constaté que le string peut favoriser l'apparition d'hémorroïdes.

Fertilité masculine et jeans serrés : danger

Le lien entre fertilité et pantalons serrés est facile à comprendre. Les testicules se situent dans les bourses, qui se trouvent à l'extérieur de l'abdomen. Ils sont conservés à 1 °C de moins que le reste du corps. Si les pantalons ou les sous-vêtements sont trop serrés, la température va rejoindre celle du reste du corps, ce qui n'est pas bon pour la qualité des spermatozoïdes. Tout ce qui peut contribuer à élever la température de cette zone est néfaste, comme de travailler avec un ordinateur portable sur les cuisses ou de laisser son téléphone portable dans la poche du pantalon. Dans un autre domaine, l'obésité augmente les risques d'infertilité, les bourses étant dans ce cas comprimées par la graisse abdominale. Il existe d'autres pistes pour expliquer cette baisse de la fertilité masculine, comme le rôle possible de certains pesticides et d'autres facteurs environnementaux comme la pollution. Raison de plus pour ne pas augmenter encore les risques en portant des vêtements et des sous-vêtements trop près du corps.

Maîtriser l'art de l'hygiène

Dans mes ouvrages précédents, j'ai souligné l'importance d'une bonne hygiène sur la santé. Ces gestes simples et pratiques constituent un formidable bouclier de prévention contre de très nombreuses maladies. Ils permettent de rester en bonne santé et de diminuer ainsi la consommation d'antibiotiques. En adoptant de nouvelles habitudes, on réussit donc à éviter de nombreuses infections.

L'hygiène nous est naturellement enseignée par nos parents : « Lave-toi les mains avant de passer à table », « Brosse-toi les dents », « Mouche-toi », etc. Une fois adultes, nous reproduisons ces gestes sans plus y penser. Et pourtant... Une enquête de l'INPES (Institut national de prévention et d'éducation pour la santé) datée de 2010 a montré que 7 Français sur 10 ne se lavaient pas les mains après avoir pris les transports en commun. Il y a donc encore beaucoup de travail à fournir en matière de prévention !

Se laver les mains : le parcours du combattant !

Il faut bien se laver les mains en sortant des toilettes, avant de passer à table ou de faire la cuisine, quand on rentre à la maison, etc.

Cette habitude diminue jusqu'à 27 % les infections respiratoires et digestives. On oublie trop souvent que ce que l'on touche avec les doigts se retrouve dans l'organisme : en effet, une personne porte en moyenne deux fois par heure les mains à sa bouche. De nombreux microbes se transmettent par les mains : staphylocoques, salmonelles, virus, jusqu'à l'*Helicobacter pylori*, responsable de l'ulcère gastrique, pour n'en citer que quelques-uns. En période de grippe ou de gastro-entérite, les mains sont des vecteurs de transmission privilégiés et la traditionnelle poignée de main sert de relais d'une personne à l'autre pour s'offrir gentiment les virus. Bien se laver les mains, c'est les savonner, les rincer et les sécher soigneusement.

Une recherche publiée aux États-Unis s'est particulièrement intéressée au savon. Les scientifiques ont étudié les distributeurs de savon rechargeables installés dans les toilettes publiques. Des prélèvements ont été effectués sur ces appareils : un distributeur sur quatre était contaminé, et surtout contaminait les mains des utilisateurs. Certains microbes présents dans ces réservoirs étaient d'ailleurs particulièrement virulents. Lorsque vous vous trouvez dans des toilettes communes, je recommande de manipuler le moins possible le distributeur de savon, quitte à l'actionner avec le dos de votre main ou votre coude, surtout s'il a l'air douteux.

Il suffit d'imaginer l'état du poussoir après une journée d'utilisation par des dizaines de personnes. Pour l'ouverture des robinets non automatiques, nous retrouvons un problème identique. N'hésitez pas à vous servir d'une feuille de papier pour les ouvrir et surtout pour les fermer. En effet, une fois les mains savonnées et rincées, elles seront à nouveau contaminées par le robinet.

L'opération de séchage est là encore difficile, quand il ne reste à disposition qu'une vieille serviette humide, idéale pour récupérer les germes de la personne précédente.

Chez vous, c'est la même chose : veillez toujours à ce que la serviette reste sèche, pour ne pas offrir aux microbes un bouillon de culture. Pour achever ce parcours du combattant, la sortie des toilettes risque de répandre, par le biais de la poignée de porte, les germes des personnes qui ne se sont pas lavé les mains. Utilisez un mouchoir en papier ou votre coude pour appuyer sur la poignée. Si en pénétrant dans des toilettes, vous constatez que le lavage des mains ressemble à une mission impossible, servez-vous d'un gel hydroalcoolique. Il existe dans le commerce des flacons de petit format que l'on peut garder dans sa poche. Prenez trois gouttes et frottez bien les mains l'une contre l'autre, en pensant aux espaces interdigitaux ainsi qu'aux poignets.

Le vagin autonettoyant

Le vagin se comporte comme un four autonettoyant. En dehors d'une prescription de votre médecin, il ne faut pas utiliser de savons liquides ou tout autre type de désinfectant local. L'utilisation de poires est également à proscrire, car elles constituent un facteur connu d'infections. En utilisant des produits bactéricides « pour faire le propre », vous obtenez le résultat inverse. La flore microbienne du vagin est un équilibre écologique et le contact avec un antiseptique va en briser l'harmonie et la convertir en facteur d'infections vaginales à répétition. Des travaux scientifiques ont montré que le vagin abrite des bactéries qui luttent naturellement contre les agressions. Ces microbes fabriquent des molécules ciblées, qui ne s'attaquent qu'aux agents pathogènes et non pas à la flore normale. L'une de ces bactéries élabore le *Lactibacillus gasseri* qui produit l'équivalent d'un antibiotique naturel, la lactocilline. Je souhaite également souligner qu'une source fréquente d'infection chez la femme est liée au fait de s'essuyer les fesses dans le mauvais sens : il faut absolument éviter tout mouvement de l'anus vers le vagin !

Les oreilles se salissent quand on les nettoie !

En souhaitant parfois bien faire, on fait le contraire ! Le nettoyage des oreilles pour enlever ce que l'on appelle la cire ou le cérumen en est un exemple parfait. Contrairement aux idées reçues, le cérumen n'est pas un déchet de l'organisme. Cette cire, logée dans le conduit auditif externe entre le tympan et le pavillon, est très utile. Elle est composée de sébum et de sécrétions qui constituent un nettoyant naturel de l'oreille. Elle assure la formation d'une fine couche protectrice le long du conduit auditif, agissant comme un produit de beauté pour la peau sensible qui se situe à l'intérieur. La composition de cette

cire est acide et contient du lysozyme qui contribue à une défense contre de nombreux microbes (staphylocoques dorés, *Haemophilus influenzae*, champignons, etc.) et des insectes.
Il ne faut pas s'inquiéter de la présence de cette substance lubrifiante car elle s'élimine spontanément par le mouvement des mâchoires. Une cire nouvelle est sécrétée qui remplace naturellement la cire plus ancienne, devenue moins efficace. Le ménage se fait ainsi tout seul sans que l'on ait besoin de faire quoi que ce soit. Évitez d'utiliser des cotons tiges, qui risquent de repousser le cérumen près du tympan et de former ainsi de vrais bouchons qui perturberaient l'audition. Il faudra dans ce cas consulter un ORL pour les extraire. Le cérumen veille sur nos oreilles et il faut le laisser réaliser sa mission sans détraquer ce bel équilibre, sauf s'il est visible extérieurement – comme souvent chez les jeunes enfants. Dans ce cas, il est nécessaire de l'enlever avec précaution. En revanche, la toilette quotidienne des pavillons de l'oreille est tout à fait recommandée.

La douche qui rend sale

Prendre une douche est un geste quotidien et sain. L'objectif est bien sûr d'être plus propre après qu'avant. C'est une évidence, et pourtant... Des travaux scientifiques viennent de démontrer qu'un tiers des pommes de douche sont en fait contaminées. Cette contamination se fait à partir de différents microbes, comme le *Mycobacterium avium*, qui se trouve à l'origine d'infections pulmonaires.
La douche se transforme ainsi en aérosol à germes qui seront inhalés lors de la toilette. Les trous de la pomme de douche se comportent comme des petites cavernes chaudes et humides, propices au développement rapide des germes. Pour éviter des toux chroniques, pensez à

nettoyer régulièrement le pommeau, à en dissoudre le calcaire et à le changer en cas d'usure avancée pour que la douche garde sa fonction première : la propreté. Il faut évidemment nettoyer le filtre à la base du pommeau, dans du vinaigre blanc par exemple. Cette action a un double effet : elle le nettoie d'une part et le débouche d'autre part.

Je recommande également de faire couler une minute l'eau chaude avant de vous mettre dessous, ce qui permet de purger les germes résiduels. Ce réflexe est d'autant plus utile lorsque vous utilisez une douche qui n'a pas servi depuis longtemps, comme dans les maisons de vacances, par exemple.

Le gant de toilette pas toujours net

Le gant de toilette peut être utilisé sans problème, à condition de ne s'en servir qu'une fois et de le laver ensuite. Si vous le réutilisez le lendemain, les germes présents auront eu le loisir de se multiplier et vous en étalerez sur votre corps. À l'occasion, je rappelle qu'il faut se laver en respectant un certain sens, à savoir en partant du haut vers le bas, et non pas le contraire.

Il n'est pas utile de se laver les cheveux tous les jours. Un ou deux shampoings par semaine suffisent. Une fois le produit dilué et étalé, procédez par petits mouvements circulaires doux. Frotter trop énergiquement ne rendra pas le cuir chevelu plus propre et risque de provoquer des irritations. Il est intéressant de signaler l'étude réalisée par le dermatologue Alexandre Kirderman concernant l'incidence du coiffage sur la bonne santé des cheveux. Il a constaté que les femmes qui peignaient leur chevelure deux fois par jour perdaient trois fois plus de cheveux que celles qui ne se peignaient qu'une fois par jour. Nos cheveux ont peut-être besoin qu'on les laisse pousser en paix...

La brosse à dents contaminante

La brosse à dents est l'outil essentiel pour assurer une bonne hygiène dentaire. Il est important de bien la rincer après usage et de la laisser sécher à l'air libre. Après une grippe, une angine, une rhinopharyngite ou un épisode herpétique, je recommande fortement de la jeter. Dans le cas contraire, le risque qu'elle continue à étaler des microbes au fil des jours est grand, ce qui entretiendra une infection que vous traînerez pendant des semaines. Se laver les dents n'est pas seulement bon pour l'haleine, mais également impératif pour conserver une bonne santé. Des liens ont été établis entre une bonne hygiène bucco-dentaire et la diminution des risques cardiovasculaires ou des accidents vasculaires cérébraux (AVC).

Des travaux ont en outre montré que le fait de bien se laver les dents réduisait les risques de démence sénile. Enfin, une récente étude a mis en avant que les hommes qui négligeaient leur dentition et qui présentaient une gingivite chronique souffraient également de troubles récurrents de l'érection. Lavez-vous donc les dents après chaque repas, d'autant plus que cela diminue les envies de grignotage et contribue à mieux contrôler le poids : en effet, vous hésiterez un peu plus à vous salir les dents et la saveur mentholée agira comme un léger coupe-faim.

Gargarisme : le secret d'une gorge saine

Les Japonais ont la bonne habitude de ponctuer le lavage des dents par un gargarisme. Cette pratique permet de baisser de 40 % les infections ORL et respiratoires et de soulager les maux de gorge. Le professeur Satomura a réalisé au Japon une étude qui a porté sur 387 volontaires âgés de 18 à 65 ans. Il a comparé pendant 60 jours les effets du gargarisme sur les volontaires le pratiquant par rapport à un groupe qui n'en faisait pas. Les résultats ont clairement démontré que le premier groupe faisait moins d'infections ORL et respiratoires que le second. En effet, le gargarisme quotidien permet de faire le « grand ménage » de la gorge, de se débarrasser des microbes. En cas d'angine ou de rhinopharyngite, il participe à l'élimination des bactéries et des virus.

Quelques conseils pratiques néanmoins pour un bon gargarisme : l'idéal est d'utiliser un verre propre, rempli d'un peu d'eau – froide ou tiède –, et d'y ajouter une demi-cuillère de sel pour une action antiseptique. Afin d'améliorer le goût, il est possible d'y ajouter une goutte d'huile essentielle de menthe poivrée. Enfin, notons que certains utilisent de l'eau gazeuse qu'ils considèrent plus efficace. C'est tout à fait possible car les eaux gazeuses contiennent des bicarbonates qui ont une action antibactérienne et que certaines contiennent déjà une petite quantité de sel. C'est du tout en un.

La technique est simple : une fois l'eau en bouche et pour bien nettoyer la gorge, basculez la tête en arrière sans avaler. Ne mettez qu'une petite quantité d'eau au début pour vous habituer à cette pratique et éviter ainsi tout risque de suffocation. Enfin, je conseille d'essayer de prononcer le mot « aaaarrrrhhhh » pendant le gargarisme.

La sensation est immédiate : la gorge est dégagée, les sécrétions gênantes sont évacuées dans le lavabo. Voilà une solution simple et radicale pour tous ceux qui ne savent pas cracher. La voie est libre, la voix est claire, et le risque d'infection diminue sans médicament !

Apprendre à se moucher

Un mouchoir en papier doit toujours être à usage unique car les microbes se multiplient vite dans cette atmo-

sphère humide. Un second mouchage correspond à une instillation de bactéries et virus à hautes doses, de quoi rendre vraiment malade. Il est essentiel de se moucher toujours une narine à la fois en appuyant avec le pouce sur l'aile du nez pour boucher un côté, puis l'autre.
Ne pratiquez pas ce geste trop vigoureusement, mais au contraire de façon douce, quitte à le réitérer plusieurs fois. Le risque d'un mouchage trop énergique est la création d'une surpression qui propulserait les microbes vers les sinus et les oreilles. Il existe en effet une voie de communication entre le rhinopharynx et l'oreille moyenne, appelée la trompe d'Eustache, par laquelle des germes peuvent se propager pour créer des otites. Les rhumes restent contagieux pendant environ cinq jours, c'est pourquoi il faut aussi veiller à se laver les mains après s'être mouché.
Au même titre que vous vous lavez les dents chaque matin, je vous suggère de débuter la journée en vous mouchant bien. La muqueuse nasale étant chargée du filtrage de l'air, c'est une bonne chose de nettoyer ainsi ses « filtres du nez ». Enfin, il est utile d'évacuer les « crottes de nez », car elles concentrent les poussières, la fumée de cigarette et celle des gaz d'échappements respirées dans la journée. C'est un geste détox quotidien à ne pas oublier – mais à pratiquer discrètement ! – pour une bonne écologie personnelle.

Petite visite aux toilettes

Non, il n'y a aucun risque d'attraper une infection sexuellement transmissible en s'asseyant sur le siège des toilettes ! Cette zone est beaucoup plus propre que la surface de votre téléphone portable, votre télécommande ou le clavier de votre ordinateur. En effet, de nombreuses contaminations s'effectuent *via* la projection de petites gouttes de salive, ce qui n'est pas le cas

pour la lunette des WC, étant donné que personne ne lui parle... Il n'y a donc pas de danger à s'asseoir confortablement sur le trône, les pieds reposant bien à plat sur le sol.
Par souci d'hygiène, de nombreuses femmes ne s'assoient pas pour uriner, ce qui fait que la vessie ne se vide pas toujours complètement à chaque miction. Cela constitue une pression pelvienne résiduelle inutile et un facteur de risque d'infections urinaires récidivantes. Pour mémoire, je rappelle un autre geste très utile en cas de constipation, mentionné dans mon ouvrage précédent[1] : utilisez un petit tabouret qui permet de surélever vos jambes lorsque vous êtes assis. Cette position favorisera une évacuation des selles beaucoup plus rapide.

Alerte, aliment à terre !

Vous avez fait tomber un aliment par terre et vous vous posez mille questions : que faut-il faire ? Souffler sur l'aliment, le frotter avec un coin de serviette ou le passer sous l'eau du robinet ? Le jeter sans état d'âme ? Ne pas le donner aux enfants et se le réserver ? La réponse est longtemps restée en suspens jusqu'à la publication des travaux du professeur Dawson aux États-Unis. Il a travaillé sur le risque de contamination de l'aliment en fonction de la nature du sol et de la durée du contact. Les résultats des recherches permettent d'éviter de gâcher quand cela n'est pas nécessaire et de ne pas se rendre malade pour une petite bouchée supplémentaire qui n'était pas obligatoire.
Le premier élément important est évidemment la nature de l'aliment : plus il est humide, plus il est vulnérable à la contamination. Prenons comme exemple la tartine de pain beurrée : selon qu'elle tombe côté

1. *Le meilleur médicament, c'est vous !, op. cit.*

pain ou côté beurre, le risque n'est pas le même. Les germes présents sur le sol vont adhérer tout de suite à l'aliment humide (le beurre en l'occurrence). Autre exemple : des biscuits tombés sur le sol présentent un risque très faible de contamination du fait de leur faible teneur en eau. À l'inverse, des pâtes cuites se trouvent contaminées plus rapidement. La teneur en sel des aliments est aussi à prendre en compte. Des aliments salés sont mieux protégés des contaminations microbiennes, car le sel entrave la croissance des germes.

Le deuxième point est le risque de contamination comparé à la durée pendant laquelle les aliments restent par terre. Des chercheurs ont étudié des délais de ramassage de deux secondes, cinq secondes, dix secondes et plus. En fait, la durée du contact avec le sol s'avère un paramètre peu significatif. En revanche, c'est le délai de conservation de l'aliment une fois ramassé qui compte. Si l'aliment est consommé immédiatement, il est avalé avec une quantité de microbes correspondant à celle qui se trouvait sur le sol.

Si le même aliment est ramassé et conservé plusieurs heures après la chute, les germes ont le temps de se multiplier et d'atteindre ce que l'on appelle la dose minimum infectante, c'est-à-dire la quantité de microbes qui rend malade. Un aliment tombé sur le sol et que l'on décide de conserver pour le prochain repas, surtout s'il est humide, comporte des risques réels. Enfin, la nature du sol est un facteur de taille : s'il est humide, le risque de contamination augmente. Un sol lisse comme un carrelage sec comporte moins de risques qu'un parquet humide. Il faut noter que les expérimentations des chercheurs ont porté sur la recherche de germes particulièrement virulents, comme des salmonelles.

Peut-on consommer des aliments moisis ?

Il arrive que l'on trouve sur des fruits ou à la surface d'un pot de confiture des petites taches verdâtres, qui se sont développées après un oubli dans un placard ou dans le réfrigérateur. Il s'agit de moisissures dont certaines peuvent générer des substances nocives pour la santé. La quantité visible ne correspond qu'à la pointe émergée de l'iceberg.

En effet, si l'on observe ces moisissures au microscope, on découvre en fait des centaines de filaments présents jusque dans le fond du pot. Ces moisissures sont des champignons qui ont des propriétés différentes les uns des autres. Il faut d'ailleurs leur rendre hommage car c'est à partir de ces champignons que fut découverte la pénicilline.

Cette trouvaille montre à quel point le champignon, selon ses variétés, peut devenir un puissant médicament ou un toxique redoutable. L'exemple du roquefort prouve que certaines moisissures peuvent être consommées sans danger ; mais ce n'est pas le cas pour toutes, loin de là. Il existe des moisissures dangereuses, qui sont de véritables poisons. Citons quelques exemples : la patuline, qui correspond à des taches marron que l'on peut observer sur les pommes, est un produit cancérigène ; de même pour les aflatoxines que l'on retrouve dans des aliments comme les pistaches ; ou encore les ochratoxines présentes dans les charcuteries. Jetez systématiquement tous les aliments qui présentent des traces de moisissures, même légères, en surface. Il est inutile d'enlever le dessus ou la zone concernée avec la pointe du couteau, car le produit est déjà totalement contaminé.

La bioaccumulation

Dans notre corps, un certain nombre de toxiques s'accumulent et ne sont pas éliminés. Or plusieurs tissus de l'organisme sont plus vulnérables, soit parce qu'ils servent de filtres – comme les reins ou le foie –, soit parce que leur teneur en graisses est importante et que les toxiques ont une affinité pour les tissus graisseux, comme le cerveau.

Quand, autrefois, la durée de vie était plus courte, la lente accumulation des toxiques dans le corps humain n'avait pas le temps d'atteindre une quantité suffisante pour déclencher des pathologies de type cancers ou syndromes neurodégénératifs. Nous comprenons alors comment une personne qui conserve les mêmes habitudes alimentaires pendant des années, avec une tendance à ne pas jeter les produits consommés malgré la présence de moisissures, peut, à la longue, s'empoisonner.

Mentionnons les travaux récents publiés sur le rôle des moisissures dans la maladie de Parkinson, une pathologie chronique neurodégénérative qui touche environ 100 000 personnes, avec 8 000 nouveaux cas chaque année. Ces premiers travaux réalisés sur la mouche montrent que les moisissures retrouvées dans les cuisines ou les salles de bains peuvent jouer un rôle dans le développement de la maladie.

Les scientifiques ont démontré que ces champignons pouvaient affecter le fonctionnement des neurotransmetteurs du cerveau et provoquer la perte de neurones dopaminergiques. Il reste à poursuivre les études chez l'homme, mais cette étape montre à quel point les moisissures peuvent se révéler redoutables au niveau biologique. Il faut noter que, contrairement aux bactéries, les moisissures ne sont détruites ni par la cuisson, ni par la congélation. Elles demeurent intactes, quel que soit le

Ne lavez pas vos œufs !

Laver les œufs est une très mauvaise idée. En effet, l'œuf va perdre sa fine pellicule protectrice de surface et les germes vont alors pouvoir pénétrer à l'intérieur pour le contaminer. Je conseille de laisser les œufs dans leur emballage, rangés de préférence la pointe vers le bas et la partie la plus ronde vers le haut pour une meilleure conservation. La bulle d'air de l'œuf lui permet ainsi de « respirer ».

mode de préparation. C'est pourquoi vous devez rester vigilant quant au respect des dates limites de consommation sur les aliments à risques.

Gare au poulet vaporisateur !

En voulant en faire trop, on arrive parfois au résultat inverse. Ainsi, il ne faut pas chercher à laver un poulet avant de le mettre au four. Les tests ont montré que ce geste effectué dans la cuisine peut au contraire répandre des gouttelettes de microbes, comme des salmonelles ou des campylobacters. La pression de l'eau de rinçage sur la volaille fonctionne comme un aérosol qui risque de contaminer torchons, nappes et autres aliments. Une bonne cuisson au four tuera naturellement ces microbes.

Les nettoyages à ne pas oublier

Dans nos maisons, l'eau sort du robinet, qui peut devenir un repaire de microbes. Il est important de penser à le nettoyer en même temps que l'évier et le lavabo et à changer régulièrement les filtres. Lorsque vous vous lavez les dents, nombre d'entre vous se rincent la bouche en prenant l'eau directement au robinet : imaginez le paradis qu'il représente pour le développement

des germes dans cette atmosphère humide et tiède. Utilisez plutôt un verre pour vous rincer, ce qui limitera les risques de contamination.
N'oubliez pas non plus d'effectuer une toilette très régulière, voire quotidienne, des objets que vous manipulez à longueur de journée, comme les portables, les lunettes, les stylos, les télécommandes de télévision, de garage, les clés, les claviers d'ordinateur, les poignées de porte du réfrigérateur, du four, du lave-vaisselle. Une bonne hygiène passe par une série de petits gestes qui limitent réellement le risque d'infections microbiennes.

Le réfrigérateur, coffre-fort à microbes

Votre réfrigérateur fonctionne comme un coffre-fort à microbes. Il doit être lavé deux fois par mois avec de l'eau vinaigrée ou un peu d'eau de Javel, car des germes redoutables comme les *listeria* se développent en atmosphère froide et humide, dès 4 °C. Pensez aussi à séparer les aliments les uns des autres pour éviter que les microbes ne jouent à saute-mouton.
Petite astuce : laisser dans la partie congélateur un esquimau sans son emballage permet de vérifier qu'il n'y a pas eu de coupure de courant pendant que vous étiez absent. Enfin, rappelons que certains aliments sont ultrasensibles : ne conservez pas les restes de mayonnaise fraîche, de tartares de viandes ou de poissons. Le congélateur peut devenir un allié pour les amateurs de poissons et viandes crus, qui doivent toujours être préalablement surgelés pour éviter le développement de l'anisakis dans le poisson et du ténia (ver solitaire) dans le bœuf.

Penser au lave-vaisselle

Une étude récente a mesuré le niveau de contamination par les microbes des lave-vaisselle. L'atmosphère chaude

et humide de cet appareil offre un excellent milieu de culture pour de nombreux germes. Les scientifiques ont montré qu'en moyenne, 60 % des lave-vaisselle étaient contaminés par des champignons. Ils apparaissent souvent sur les joints d'étanchéité en caoutchouc et forment des bandes noires. En termes d'hygiène, les joints en caoutchouc sont la partie sensible de l'appareil. Il faut noter que ces champignons peuvent être à l'origine de nombreuses infections, en particulier pulmonaires.
À l'intérieur de certains modèles, il peut aussi exister des poches de germes, à l'abri des produits lavants utilisés. Afin que le lave-vaisselle continue à remplir sa fonction première, il faut penser à lui faire sa toilette. Pour cela, lavez les joints en caoutchouc chaque semaine avec du vinaigre blanc, rincez et séchez. Le filtre est à nettoyer avant chaque utilisation. Une fois par mois, enlevez tout ce qui peut être retiré de l'appareil, puis lavez les parois intérieures et les ustensiles. Je suggère d'effectuer ensuite un lavage à vide avec le programme offrant la température la plus élevée, en ajoutant au préalable une cuillère de bicarbonate de soude. Dans la même optique, il faut penser à nettoyer soigneusement et régulièrement la machine à café, le presse-fruits, la centrifugeuse et tout autre accessoire du quotidien que l'on a tendance à passer sous l'eau rapidement sous prétexte qu'ils sont utilisés tous les jours...

L'aspirateur, aérosol à germes ?

Des médecins canadiens ont découvert que passer l'aspirateur pouvait polluer l'air de la maison. L'aspirateur fonctionne comme un bioaérosol et dissémine des moisissures et des bactéries dans la pièce. Ce point est important pour les personnes sujettes aux allergies et qui pensent se débarrasser des allergènes comme les acariens alors qu'elles les inhalent en quantité en faisant le ménage. Pour éviter ces désagréments, je recommande de choisir un aspirateur de bonne qualité et de le poser sur les coins très poussiéreux au lieu d'agiter la poussière par des mouvements de va-et-vient. L'appareil a aussi le droit à sa toilette : régulièrement, pensez à nettoyer la cuve et à changer les sacs ainsi que les filtres. Vous pouvez mettre des clous de girofle au niveau de ces derniers. Cela purifie en parfumant l'atmosphère. Il est conseillé d'aérer la pièce une fois le ménage terminé.

Les dangers de l'éponge à tout faire

Nous l'avons vu, les microbes ont besoin d'humidité et de temps pour se multiplier. Les petites alvéoles sont idéales pour permettre une forte croissance. L'éponge réunit tous ces critères. Elle a de multiples fonctions : nettoyer les casseroles, le plan de travail, l'évier, etc. Bien souvent, après usage, on lui passe un petit coup d'eau, elle retrouve sa place sous l'évier et le tour est joué : grosse erreur ! Lorsque vous l'utiliserez à nouveau, vous n'allez pas nettoyer, mais étaler les microbes qui auront eu le loisir de se multiplier ; autrement dit, votre ménage n'aura servi à rien.

Une étude américaine a montré que les éponges de cuisine étaient 200 000 fois plus contaminées que la lunette des toilettes ! Il est donc essentiel de la nettoyer chaque fois qu'elle a servi.

Pour cela, enlevez les morceaux accrochés en surface et mettez-la au lave-vaisselle. Si vous n'en possédez pas, lavez-la soigneusement avec du liquide vaisselle. Vous pouvez également la plonger dans un bol rempli d'eau dans lequel vous aurez ajouté un comprimé de stérilisation (comme ceux utilisés pour les tétines de bébé). Évidemment, l'éponge est à remplacer régulièrement.

Coup de torchon

Le torchon possède de nombreux points communs avec l'éponge. Il est fréquemment contaminé du fait qu'il est en contact avec toutes sortes de surfaces et reste ensuite humide toute la journée. Lorsque vous devez essuyer des objets tels que des planches à découper qui ont servi pour de la viande ou du poisson, il est préférable d'utiliser des torchons en papier jetable.
Il faut laver les torchons en tissu le plus souvent possible mais surtout ne pas les ranger encore humides dans le placard. Laissez-les sécher bien dépliés à l'air libre jusqu'au prochain usage.

Une maison qui sent bon est-elle saine ?

Certains produits d'entretien laissent des odeurs caractéristiques dans la maison, qui peuvent en fait correspondre à l'émanation de produits chimiques. Si nous les respirons, les molécules en suspension dans l'air peuvent passer dans le sang et se bioaccumuler dans notre corps. Or il existe des moyens naturels et efficaces pour nettoyer sans risque et qui, en plus, ne sont pas coûteux. Pour lutter contre les mauvaises odeurs du réfrigérateur, utilisez des grains de café qui, placés dans un récipient, absorbent les odeurs désagréables.
De nombreux autres aliments peuvent être utiles, comme par exemple la peau de banane retournée, qui entretient le cuir et enlève les taches, le ketchup pour nettoyer les objets en cuivre, le demi-pamplemousse coupé de moitié avec du sel pour frotter les dépôts de calcaire ou encore la mayonnaise sur un chiffon pour entretenir le bois et le faire briller...
Surtout, n'oubliez pas deux produits indispensables pour faire le ménage à faible coût : le vinaigre blanc, qui a des propriétés nettoyantes, désinfectantes et détartrantes, et

le bicarbonate de soude, qui blanchit, détache et enlève le calcaire, entre autres.

Comprendre et lutter contre les douleurs chroniques

On finit par ne plus y prêter attention : c'est presque une habitude que d'avoir toujours « mal ». Des chercheurs viennent de découvrir que les possibilités fonctionnelles des personnes de 50 à 59 ans souffrant de douleurs chroniques ressemblaient à celles de sujets âgés de 80 à 89 ans. Ces douleurs correspondent à une accélération du vieillissement. Un sujet de 50 ans se retrouve ainsi dans le même état de santé que s'il en avait 80.
Parmi les critères examinés dans l'étude, citons la capacité à marcher rapidement pendant 1,5 kilomètre, à monter plusieurs étages sans s'arrêter ou la rapidité d'exécution des tâches simples de la vie quotidienne comme se laver, se vêtir ou aller faire les courses, etc. Les maux qui nous ralentissent font vieillir beaucoup plus vite. Bref, souffrir n'est pas une fatalité, pour peu que l'on soit attentif à son corps, qu'on apprenne à bien le connaître et à l'entretenir.

L'inflammation chronique : la reconnaître et la combattre

L'inflammation est une réaction normale de l'organisme pour faire face à une agression extérieure comme un microbe, une plaie ou un choc. Elle peut produire une douleur, un gonflement ou de la chaleur. Le sang amène tout ce qui est nécessaire pour la réparation. Cela va durer un temps limité, jusqu'à ce que les choses rentrent dans l'ordre. Si les facteurs inflammatoires persistent,

les effets positifs sont absents. C'est comme une arme qui se retourne contre celui qui la pointe.
L'inflammation chronique attaque sur différents fronts. Les cellules, les tissus, les articulations, les vaisseaux, et même des organes comme le pancréas peuvent en être les cibles. Les symptômes sont nombreux : du diabète aux douleurs articulaires, de l'intestin douloureux jusqu'à certaines maladies cardiovasculaires.
Pour identifier les causes des inflammations chroniques, il faut commencer par rechercher les foyers infectieux cachés. Les dents sont souvent en cause. En effet, une petite zone dentaire infectieuse peut avoir des répercussions profondes sur l'ensemble de l'organisme : atteinte des valves cardiaques, douleurs articulaires rhumatismales, abcès du cerveau, du poumon ou septicémie. Plus récemment, des liens ont été établis avec des troubles prostatiques. Effectuer un bilan annuel chez son dentiste est un geste absolument nécessaire en termes de prévention.
D'autres causes existent, parmi lesquelles les sinusites récurrentes, avec le nez qui coule trop souvent, et qui nécessitent un bilan ORL. Autre exemple avec les infections gynécologiques, comme celle à *chlamydiae* : sans provoquer le moindre symptôme, ces agents microbiens peuvent être à l'origine, chez l'homme comme chez la femme, de foyers inflammatoires et infectieux qui évoluent dans le temps. Leur découverte est souvent tardive et se manifeste à l'occasion de complications graves comme la stérilité, par exemple.
Le diagnostic se fait grâce à un examen biologique et le traitement est efficace avec les antibiotiques ciblés. Il faut donc veiller avec soin à son organisme et ne rien laisser traîner, y compris ces « petits bobos » qui, à la longue, créent de réels dégâts et une usure précoce. D'autres facteurs provoquent ce que l'on pourrait qualifier « d'état inflammatoire chronique » : l'excès de poids,

l'absence d'exercice physique, le stress à répétition, les insomnies, l'exposition aux polluants, les aliments à index glycémique élevé et les mauvaises graisses.
Restez vigilant face à des symptômes qui peuvent évoquer un état inflammatoire : une température corporelle anormale, une sensation de fatigue permanente, des douleurs digestives inexpliquées, des rougeurs de la peau ou des muqueuses, des douleurs rhumatismales à répétition, etc. Consultez dans ce cas votre médecin traitant, qui pourra objectiver votre état, ne serait-ce que par une simple prise de sang, puis en traiter la cause.

Les courants d'air, accusés à tort

Les courants d'air dans les transports en commun, au restaurant ou à la maison sont accusés de mille maux : rhumes, angines, bronchites, etc. Beaucoup pensent qu'ils les exposent au risque de tomber malade dans les jours qui suivent. En fait, il n'en est rien. Un courant d'air ne peut pas provoquer de maladies infectieuses, ce sont les bactéries ou les virus qui en sont responsables. Il ne contient pas davantage de microbes que l'air que vous respirez naturellement.
Au contraire, ils permettent le brassage et le renouvellement de l'atmosphère de la pièce, ce qui est très sain. La pollution intérieure, due à l'émanation de produits toxiques ou de germes, peut provoquer de nombreuses maladies, d'où l'importance d'une bonne aération quotidienne et ce, quelle que soit la saison. Aérez en effet au moins dix minutes par jour toutes les pièces de votre maison, même lorsqu'il fait froid ! Vous lutterez ainsi contre la pollution intérieure.

Le mal de dos, quel fléau !

La plus fréquente de nos petites douleurs quotidiennes est le mal de dos. Un tiers de la population est concerné.

On s'en accommode, avec, de temps à autre, la prise d'un anti-inflammatoire pour soulager. On accuse alors les changements de temps, en se disant que cela ira mieux demain. Des chercheurs australiens ont étudié les liens entre les douleurs lombaires récurrentes et la météo. Ils ont analysé la température extérieure, la pression atmosphérique, le taux d'humidité, la force du vent, la pluie et la fréquence de ces douleurs. Or, contrairement aux idées reçues, il n'a été établi aucun lien entre le mal de dos et les conditions météorologiques.

Le mal de dos n'est pas davantage provoqué par les courants d'air, mais par une mauvaise position ou par un effort inapproprié. En cas de douleur dorsale, il est inutile de placer une planche sous son matelas, lequel ne doit être ni trop ferme ni trop mou, mais juste confortable. De même, contrairement aux recommandations qui sont souvent faites, il est préférable de bouger quand on souffre du dos. La marche, la natation ou le yoga sont des activités conseillées et les douleurs passeront beaucoup plus vite que si vous restez allongé pendant une semaine. Pour les lombalgies, le meilleur traitement, c'est le mouvement !

L'aspirine maison

L'aspirine est l'un des plus vieux médicaments du monde et aussi l'un des moins chers. Connue depuis l'Antiquité – Hippocrate la conseillait déjà sous forme de décoction d'écorce de saule – elle est commercialisée depuis le XIXe siècle. L'aspirine est utilisée comme antidouleur, anti-inflammatoire contre la fièvre, et également comme antiagrégant.

Or des scientifiques viennent de mettre en évidence le fait que notre corps pouvait fabriquer naturellement sa propre aspirine. C'est une découverte passionnante qui ouvre sur une nouvelle classe de médicaments :

les biorégulateurs. Les chercheurs ont constaté que les végétariens, gros consommateurs de fruits et légumes, ont spontanément un taux d'aspirine modéré dans leur sang, en dehors de toute prise de cachet. Ce taux est quasiment équivalent à celui des sujets qui prennent chaque jour des petites doses d'aspirine pour fluidifier leur sang en prévention de maladies, notamment cardiovasculaires.
Les recherches ont porté sur l'utilisation quotidienne de l'aspirine à très faibles doses (75 milligrammes) dans la prévention des maladies cardiovasculaires et des cancers. Les études ont tenu compte des contre-indications, tel l'ulcère gastrique, et ont porté sur des populations âgées de 50 à 70 ans.
Au niveau de la prévention des maladies cardiovasculaires, en particulier chez les sujets ayant des artères « encrassées », l'aspirine a montré son efficacité en diminuant de 18 % les facteurs de risque. S'agissant des cancers, la prise quotidienne d'aspirine à doses modérées (jusqu'à 300 milligrammes) est associée à la diminution de la fréquence de certains d'entre eux : les chercheurs ont noté que la prise d'aspirine pendant dix ans pourrait réduire les cancers des intestins de 35 %, de l'œsophage de 30 %, de la prostate de 10 % et des poumons de 5 %. Les scientifiques ont aussi pris en considération des facteurs de risque liés à l'utilisation de l'aspirine, en particulier les risques hémorragiques. Ils ont par conséquent effectué la balance entre d'un côté, les bénéfices de l'utilisation quotidienne d'aspirine, et de l'autre, les risques d'effets secondaires. L'aiguille a penché dans le sens des effets protecteurs. Tout est donc question de dose.
Pour un adulte, l'effet protecteur se déclenche avec des doses très faibles, quasiment « pédiatriques », tandis que l'utilisation de posologies plus importantes ne présente pas d'avantages en termes de prévention. Les

études se poursuivent actuellement pour mieux comprendre les effets de la prévention de l'aspirine sur les populations à risques.
Nous tenons sans doute là l'une des clés pour comprendre l'action préventive des fruits et légumes au niveau du cœur et des cancers. Ainsi, par la prise régulière de fruits et légumes, nous arrivons à capitaliser sur les effets anti-inflammatoires et fluidifiants de l'aspirine, sans les effets secondaires des médicaments. Certains disposent d'un plus fort potentiel pour fabriquer de « l'aspirine naturelle » : les fruits rouges (cassis, framboises, fraises, groseilles, raisins) et, en moindre quantité, les pommes.
Le chocolat noir est excellent pour les artères, car il produit un effet antiagrégant naturel. À partir de deux carrés par jour, les artères sont plus souples et le sang plus fluide. Les études ont montré une baisse de deux points de la pression artérielle systolique chez des consommateurs réguliers de chocolat noir, ce qui est considérable.
Si votre médecin traitant vous a prescrit de l'aspirine en continu, il faut suivre ses recommandations, car une alimentation riche en fruits et légumes ne pourra pas remplacer la prescription médicale, mais juste renforcer votre protection.

Le secret de l'huile d'olive

Tout a commencé par le constat d'une fréquence plus faible de la maladie d'Alzheimer dans le pourtour méditerranéen. Les premières recherches se sont orientées sur la façon de s'alimenter et sur la cuisine méditerranéenne, dont le fer de lance est l'huile d'olive. Or celle-ci renferme dans sa composition une molécule appelée l'oléocanthal qui s'avère être un anti-inflammatoire très puissant.

Les liens entre un état inflammatoire et la survenue de maladies neurodégénératives ouvrent une voie de réflexion sur un possible effet de l'huile d'olive en termes de protection du cerveau. Car l'oléocanthal intervient contre l'accumulation des substances bêta-amyloïdes, responsables de la maladie d'Alzheimer.

Automédication, attention !

Lorsqu'on a mal quelque part, la tentation est grande de prendre un antidouleur. Les pharmacies proposent en vente libre un panel de médicaments efficaces contre les douleurs chroniques (dos, articulations, migraines, règles, etc.). Au fil des années, j'ai constaté que beaucoup de mes patients prenaient quotidiennement des médicaments pour soulager leurs maux, alors qu'il suffisait de changer un petit quelque chose dans leur mode de vie pour que ces douleurs disparaissent et que tout rentre dans l'ordre. Et c'est sans compter que la plupart des médicaments, même les plus anodins, génèrent des effets secondaires, qui eux-mêmes nécessiteront la prise d'autres traitements pour les supprimer.
Des cercles vicieux s'installent alors, dont il devient difficile de sortir. Pour échapper au couple douleurs/médicaments, il faut s'intéresser de près à ce qui a pu générer nos maux. Il ressort de la consultation de nombreuses études scientifiques des recommandations faciles à appliquer et qui changent la vie. Avant de céder à l'automédication, apprenez à entretenir votre corps et votre esprit. En appliquant des règles d'hygiène de vie au quotidien, vous constaterez que le réflexe de prendre une pilule magique disparaîtra vite.

Soulager la migraine

Nombre d'entre vous souffrent de migraines à répétition qui empoisonnent l'existence. Il faut d'abord chercher ce

qui peut déclencher ces crises, car c'est un bon moyen pour en diminuer la fréquence. Il existe des causes simples et évidentes, mais il faut y penser. Par exemple, les migraines peuvent parfois disparaître avec l'arrêt du chewing-gum. En effet, le fait de mâcher toute la journée provoque des tensions qui sont de possibles facteurs déclencheurs.
Lors d'un épisode migraineux, recherchez ce qui a pu en être le déclic : le manque de sommeil, certains alcools ou aliments, des parfums, des personnes, des situations, etc. Comme dans une enquête policière, identifiez ce qui est associé à cet épisode douloureux pour trouver le coupable et le mettre hors circuit. Il est possible aussi de se soulager soi-même par simple pression des doigts. Cette technique est pratique, car vous aurez toujours « vos doigts sous la main » pour vous soigner.

Localiser ses points temporaux

Une équipe de neurologues a étudié l'effet de la pression des doigts sur le soulagement des migraines. Les premiers travaux ont porté sur la zone des artères temporales droite et gauche. En pratique, en cas d'épisode migraineux, massez doucement et simultanément pendant une minute le milieu de vos tempes, en effectuant un mouvement circulaire. Si vous ressentez un soulagement, vous pouvez recommencer cet automassage. Les travaux scientifiques portent surtout sur la zone temporale, mais d'autres points ont été signalés.

La ligne des sourcils
Appuyez fermement avec votre pouce sur la ligne formée par la partie interne de vos sourcils, en vous situant au milieu. Maintenez la pression pendant une minute tout en respirant calmement.

La base du crâne

Appuyez fermement pendant une minute à la jonction de la tête et de la nuque. En haut de la nuque, il existe à droite et à gauche une petite zone incurvée où vous exercerez cette pression continue en utilisant vos deux pouces.

Points pouce/index

Exercez une pression à la jonction du pouce et de l'index, sur le dessus de la main, où vous sentirez une zone incurvée. En vous servant de la main opposée et en utilisant le pouce et l'index comme une pince, tenez la pression à cet endroit pendant une minute.

En plus de lutter contre le mal de tête, ces automassages ont d'autres vertus : ils sont relaxants et anxiolytiques. N'hésitez donc pas à les pratiquer en cas de coup de pompe dans la journée, ou dans votre bain pour vous détendre.

Des genoux indolores

Les genoux sont des articulations essentielles, sensibles au moindre excès de poids : 500 grammes en trop, c'est 1,5 kilo de pression en plus sur les genoux à la marche et 5 kilos en courant. Cette pression en excès écrase les cartilages et use prématurément les articulations. Le fait de monter et de descendre les escaliers fait beaucoup de bien aux genoux. Il faut garder les pieds bien à plat et fléchir les genoux pour en tirer le maximum de bénéfices. Si vos genoux sont fragiles, préférez la marche sur des surfaces molles, comme du gazon, plutôt que sur du bitume. Les surfaces plus douces permettent de mieux absorber les petits chocs. Il est évident que des cuisses musclées permettent de mieux économiser ses genoux, d'où l'intérêt, encore une fois, de la marche rapide ou de la course.

Chapitre 4

RENDRE SON CERVEAU SOLIDE ET PERFORMANT

« Qui perd la mémoire se ruine. »
Henri-Frédéric Amiel

Booster sa mémoire

Notre cerveau, qui contient 100 milliards de neurones, représente l'équivalent de 100 000 Go. Grâce à ses capacités, il est nettement supérieur aux ordinateurs les plus puissants. L'influx nerveux parcourt quant à lui les neurones à la vitesse de 430 km/h, plus vite qu'une voiture de Formule 1. Et si l'on étalait le cerveau sur une table, qui est en fait comme recroquevillé dans le crâne (ce qui explique ses nombreux plis), il occuperait une surface d'environ 2 mètres carrés sur 3 millimètres d'épaisseur. Comme vous le savez désormais, nous pouvons fabriquer des nouveaux neurones à tout âge et progresser ainsi encore et encore tout au long de la vie.

Pour rester toujours performant au niveau intellectuel, il faut savoir provoquer des petits stress positifs, c'est-à-dire s'obliger à faire ce dont on n'a pas l'habitude. À l'inverse, le repos et l'inaction sont nocifs pour l'activité cérébrale. Rappelons ce chiffre marquant : en trois semaines de vacances, nous perdons 20 % de quotient intellectuel ! Il est impératif de pratiquer de nouvelles activités et d'entretenir sa mémoire. Si vous apprenez à jongler par exemple, la taille de l'aire correspondant à cette pratique augmentera au bout de trois mois. En créant de nouveaux territoires cérébraux, vos performances intellectuelles et de mémorisation seront renforcées.

Penser nouveauté

Le système limbique, zone du cerveau sur laquelle repose la mémoire, associe émotion et mémorisation. Cela signifie que l'on se souvient mieux de quelque chose lorsqu'une émotion y est associée. Prenez l'exemple de l'attentat des tours jumelles à New York en 2001. Cela fait presque quinze ans que cette catastrophe est survenue et pourtant, vous avez parfaitement mémorisé l'instant, le lieu et les personnes avec lesquelles vous étiez quand vous avez appris la nouvelle.
Pour stimuler la mémoire, il ne faut pas hésiter à utiliser toutes les associations possibles : coupler la mémoire visuelle avec une phrase, associer des idées, même loufoques, pour mieux se rappeler un code ou un mot de passe.
La monotonie du lieu et des habitudes, plutôt que de favoriser la mémoire, provoque au contraire une baisse de ses performances, comme une sorte d'anesthésie générale. Le manque de changements et de stimulations extérieures rend l'apprentissage plus fastidieux, ennuyeux et difficile.
Les travaux scientifiques montrent que le seul fait de changer de lieu dans un appartement pour apprendre un texte favorise la mémoire. L'association à différents stimuli sensoriels permet d'agir sur la qualité du stockage des informations : une musique de fond, un courant d'air frais, une odeur, etc. Il apparaît par exemple que le goût amer comme celui du quinquina contribuerait à améliorer la mémoire. Et si ces stimuli sont inédits, cela joue en faveur d'une meilleure mémorisation.

Le cerveau augmente ses circuits d'impression lorsqu'il est en contact avec la nouveauté. La découverte est un formidable stimulant intellectuel qui oblige à réagir et à ne pas penser de façon automatique. Elle stimule mais aussi active les circuits cérébraux de la récompense et du bien-être. Il est donc essentiel de modifier vos habitudes : ne pas manger toutes les semaines la même chose, changer d'eau de toilette, de lieux de vacances, de restaurants, se forcer à aller découvrir des films qui ne nous tentent pas au premier abord, faire de nouvelles rencontres et ne pas toujours tourner dans le même cercle.

Le mouvement et la nouveauté sont les carburants essentiels pour garder une bonne performance intellectuelle. Le meilleur exemple est celui de la sécurité routière : modifier ses itinéraires diminue en effet le nombre d'accidents. Les réflexes sont plus aiguisés car la routine disparaît.

Sucre et mémoire : attention aux excès !

Une étude publiée en 2013 a démontré pour la première fois que plus le niveau de sucre dans le sang était élevé, moins la mémoire était performante. Ces résultats sont intéressants, car ils vont à l'encontre de l'impression pourtant courante d'une augmentation de notre capacité intellectuelle après avoir croqué dans un morceau de sucre. Pour conserver une bonne mémoire et économiser son cerveau, mieux vaut se situer dans la limite basse de la glycémie normale (0,70 à 0,90 g/l de sang). Et si le cerveau a bien sûr besoin d'oxygène et de sucre, l'excès ne va pas dans le bon sens.

Serrer le poing

Le principe de base est le suivant : serrez très fort votre poing droit pendant une minute et trente secondes avant de mémoriser une information, puis serrez également très fort votre poing gauche pendant la même durée lorsque vous souhaitez garder en souvenir l'information. Pour les gauchers, c'est l'inverse qui s'applique. Aux États-Unis, une équipe de scientifiques a décidé de vérifier cette hypothèse, certes étrange au premier abord, mais qui repose sur des constatations anatomiques et physiologiques.
Les chercheurs ont noté qu'une partie du cerveau intervenait dans le stockage des informations et l'autre dans la demande de restitution des données. L'étude a porté sur 50 étudiants qui devaient apprendre des listes de mots, certains de façon classique, d'autres en serrant très fort une balle. Or le groupe qui utilisait la méthode du poing serré a obtenu de bien meilleurs résultats.
Ce n'est pas la première fois que des scientifiques s'intéressent au lien entre la pression des poings et l'activité cérébrale. Ainsi, d'autres études ont conclu que serrer le poing droit renforçait le sentiment de bonheur, et le poing gauche, la tristesse et l'anxiété.

Les moyens mnémotechniques

Imaginez que vous arrivez dans une soirée. Huit personnes que vous ne connaissez pas se présentent en vous énonçant leurs prénoms. Une fois les salutations faites, beaucoup d'entre vous sont incapables de vous en souvenir. Il existe pourtant un moyen simple pour réussir à tous les mémoriser. À chaque fois que vous serrez la main d'un des convives et qu'il s'identifie, trouvez un détail qui le caractérise. Tout ce qui vous passe par la tête fonctionne, même si les associations d'idées vous semblent étranges. Par exemple : Marie

= Brigitte Bardot, Gérard = le Professeur Tournesol, Bernard = André Malraux, etc.
Vous venez de rattacher une information nouvelle à une donnée plus ancienne amarrée dans votre cerveau. C'est ce nouveau lien qui activera votre mémoire et vous permettra de retrouver instantanément les identités de vos récentes connaissances.

« J'ai du bon tabac dans ma tabatière »

Il existe une autre technique pour augmenter sa mémoire. Il suffit d'utiliser la musique. Pensez à une mélodie que vous connaissez parfaitement. Par exemple, chantez intérieurement : « J'ai du bon tabac dans ma tabatière, j'ai du bon tabac, tu n'en auras pas. » Puis collez à la suite ce que vous devez mémoriser, les chiffres de votre numéro de passeport, par exemple.
Vous les retiendrez dix fois plus rapidement à l'aide de cette petite mélodie intérieure. Une fois de plus, vous raccrochez une information nouvelle à des données ancrées dans votre disque dur. Vous dynamiserez votre mémoire en la rendant plus performante.

Aller vers les autres

Des chercheurs du Michigan ont découvert que parler dix minutes avec les autres améliorait la mémoire et augmentait les performances intellectuelles. Effectivement, les personnes ayant peu de contacts avec l'extérieur ont tendance à voir leurs capacités mentales diminuer. Nous avons besoin des autres pour nous stimuler et rester en bonne forme cérébrale.
L'étude, qui portait sur 3 610 sujets âgés de 24 à 96 ans, a montré que les résultats étaient aussi nets pour les sujets jeunes que pour les sujets âgés. Les temps d'échanges pouvaient s'effectuer de visu ou par téléphone. Plus les échanges étaient longs et fréquents, plus la mémoire

était performante. Les auteurs de ce travail ont conclu qu'il existait un lien direct positif entre les interactions sociales, la mémoire et la rapidité intellectuelle.
Un simple échange avec un voisin sur un sujet aussi banal que la météo est déjà bénéfique pour la mémoire. Une raison de plus d'aller davantage vers ceux qui sont isolés. Des scientifiques britanniques ont démontré que le fait d'être altruiste augmentait l'attractivité d'une personne. Dans ce groupe, les questions portaient sur le fait d'être donneurs de sang ou de se porter volontaires pour aider les plus démunis dans un hôpital. En étudiant ce qui séduisait un millier de femmes, ils ont découvert que l'altruisme était une arme de séduction efficace.

La maladie d'Alzheimer

La maladie d'Alzheimer est une pathologie neurodégénérative incurable. En 2020, elle concernera en France 1,3 million de personnes. La mort survient en général entre trois et huit ans après le diagnostic.
Cette maladie est effroyable : les sujets perdent progressivement et de façon irréversible leurs fonctions mentales, leur mémoire et leur autonomie. Ils ne reconnaissent plus leurs proches et ne savent plus qui ils sont. Parfois, ils retrouvent quelques instants de lucidité et se rendent alors compte qu'ils sont totalement perdus dans le propre labyrinthe de leur cerveau. Perdre son identité est l'une des épreuves les plus affreuses que l'on puisse endurer. Les formes génétiques familiales sont très rares, et dans la plupart des cas, la maladie survient sans qu'il y ait eu d'autres parents atteints.
Pour ma part, je suis opposé à la pratique des nouveaux tests de diagnostic précoce de la maladie d'Alzheimer, car en cas de réponse positive, il n'y a pas de traitement. La personne qui sait qu'elle développera cette dégénérescence vivra l'enfer et interprétera le simple fait de

chercher un mot comme le premier signe du déclin. Ce diagnostic conduira à un état dépressif et anxieux qui gâchera les années de bonne santé qui restent. Ceci est d'autant plus important qu'il subsiste une inconnue de taille : la date de début de la maladie.

Je suis pourtant un fervent militant des bilans de santé réguliers pour prévenir le plus tôt possible les maladies et changer le cours d'un destin inexorable. Ainsi, détecter précocement une artère carotide bouchée à 90 % et éviter à un sujet d'être victime d'une hémiplégie a du sens, car il existe un traitement chirurgical qui permet de déboucher l'artère et de guérir. Identifier un cancer débutant de la taille d'une tête d'épingle et le traiter permet de le guérir aussi.

Comme il n'existe pas de traitement pour guérir Alzheimer, l'objectif est de mettre toutes les chances de son côté pour éviter ou retarder l'apparition de cette maladie. En effet, être atteint à 70 ou 90 ans n'a pas du tout les mêmes conséquences. Dans le monde entier, les scientifiques cherchent à identifier des points communs chez des sujets qui sont malades et d'autres qui sont indemnes. Ces études épidémiologiques visent à repérer les modes de vie, les habitudes et les aliments qui protègent ou qui augmentent les risques.

Les boissons anti-dégénérescence

Quel est le point commun entre le thé vert et le vin rouge ? À première vue, il n'y en a pas ! Et pourtant, tous les deux contiennent une même molécule qui agit contre la destruction des cellules nerveuses du cerveau : le resvératrol. Cette molécule participerait à la lutte contre les plaques amyloïdes qui se forment dans la maladie d'Alzheimer en se collant sur les neurones.

En ce qui concerne le thé vert, on peut sans problème dépasser la dose prescrite, qui est de deux tasses par jour. En revanche, ce n'est pas du tout le cas pour le vin rouge. Il a été démontré qu'une trop forte consommation multipliait les risques par deux. Quand des aliments ont des effets actifs sur la santé, ils se comportent d'une certaine façon comme des médicaments : ils agissent à une dose précise, pas en dessous, pas au-dessus. Il faut respecter la bonne posologie si l'on veut bénéficier de leurs effets positifs. Des chercheurs américains ont noté que la consommation régulière d'un à deux verres de vin par jour réduisait de 37 % le risque d'être victime de la maladie d'Alzheimer.

Je suis plus que partisan de ces méthodes agréables de prévention. Si des aliments ou des boissons génèrent du plaisir et aident en même temps à protéger l'organisme, ils apportent une note d'optimisme qui fait du bien. Une étude récente a montré que le fait de prendre deux tasses de cacao noir par jour favorisait l'irrigation du cerveau... Un pur bonheur ! Le café, réputé pour la stimulation qu'il apporte, aurait également des effets bénéfiques pour lutter contre les pertes de la mémoire. Plusieurs études scientifiques ont montré que la consommation régulière de café réduisait les risques de déclin cognitif et de démence sénile. Les mécanismes mis en jeu ne sont pas encore élucidés, mais l'efficacité a été prouvée. Les chercheurs ont même remarqué qu'en administrant l'équivalent de deux tasses de café par jour à des souris, ces dernières présentaient une mémoire plus performante.

Prolonger sa jeunesse

Aujourd'hui, seules quatre personnes sur la planète dépasseront les 116 ans. Dans les décennies à venir, ce chiffre se modifiera, car les progrès de la médecine

vont faire monter l'espérance de vie en flèche. Nous sommes près de ces changements, mais nous n'avons pas encore franchi la ligne d'arrivée. Le temps que « les secours arrivent », il vous appartient de mettre toutes les chances de votre côté pour accroître votre longévité.
Une autre façon d'augmenter son espérance de vie est de modifier sa perception de l'échelle du temps. Nous pouvons avoir l'impression de vivre beaucoup plus et nous gagnerons réellement des années de vie. Dans le même esprit, et comme nous allons vivre de plus en plus longtemps, veillez à avancer en âge en restant actif et heureux.

Le temps passe-t-il plus vite en vieillissant ?

En vieillissant, nous avons la désagréable impression que le temps s'accélère. Ce sentiment est d'autant plus insupportable que les années « théoriques » qui restent à vivre s'amenuisent chaque jour. Il y a de quoi stresser et être anxieux. C'est la raison pour laquelle certains retraités, qui disposent pourtant d'un emploi du temps plus souple que les actifs, ne supportent pas de patienter dans une salle d'attente ou de faire la queue. L'irritabilité face à une personne en retard s'analyse de la même façon. Quand vous sentez que le temps qui reste vous est compté, vous vivez en situation d'urgence. C'est une réalité : plus on vieillit, plus la sensation d'accélération du temps est vive.
Il y a plusieurs explications à ce phénomène. Si vous pensez à un acteur vu dans un film il y a quinze ans et que vous le revoyez dans une production récente, votre souvenir se télescope avec le présent. Il arrive aussi que l'on se remémore des souvenirs de son adolescence, comme sa rentrée au lycée. Mais nous modifions à chaque fois ce souvenir. À chaque variation mémorielle portant sur un événement ancien, un nouveau souve-

nir naît, donnant l'impression que cet événement est beaucoup plus récent. Le souvenir ancien se rapproche, réduisant l'espace-temps. On pourrait comparer cela à des illusions d'optique.

Modifier la perception du temps

De nombreuses recherches scientifiques ont été réalisées pour découvrir comment modifier notre échelle de perception du temps. Ces travaux sont passionnants car ils permettent de réduire le stress par rapport au temps qui passe. Ce qui compte, ce ne sont pas les événements que nous vivons, mais la manière dont nous les percevons. Un même fait peut être vécu comme positif ou négatif par deux personnes différentes. Pour augmenter sa perception d'une vie plus longue et se sentir plus détendu par rapport au temps qui passe, il existe des solutions qui procurent un plus grand bien-être.

Le premier conseil, nous l'avons déjà évoqué, est de casser les routines et de s'exposer le plus souvent possible à la nouveauté. Sir Winston Churchill le disait : « Ne cherchez pas la sécurité, c'est le jeu le plus dangereux du monde. » Or la communication destinée aux seniors martèle le contraire : « Pensez à la prévoyance, surtout pas à l'improvisation. » Pour votre santé, il est nécessaire de vous adapter aux changements du monde. Alors entrez dans la danse, reprenez la main, réapprenez les gestes de la jeunesse et de la vitalité. Les changements de loisirs ou de lieux de vacances, les amitiés nouvelles allongent considérablement la perception du temps. La répétition des choses donne la sensation que chaque jour se ressemble. Peu à peu, les semaines, les mois et les années se confondent. La sensation des anniversaires qui reviennent trop vite est le signal de cette routine dangereuse.

Le deuxième conseil est de vous octroyer des moments de détente complète au milieu de journées trépidantes, là où justement il ne faudrait surtout pas s'arrêter. Une petite promenade d'une demi-heure à contempler les arbres et la nature ralentit l'échelle du temps. Il en va de même avec la pratique de la méditation, même pendant un bref quart d'heure (voir *infra*). Les moments de pauses sont autant d'allongements du temps. Au début des vacances, nous ressentons souvent cette impression, avec quinze jours ou trois semaines devant nous, d'un temps qui nous paraît immense. Et il s'écoule alors lentement, comme lorsque vous étiez enfant.
Moduler son temps, voilà la clé ! J'ai découvert récemment dans la vitrine d'un magasin une montre atypique. Son mécanisme permet d'arrêter les aiguilles quand on le souhaite dans la journée puis de les remettre en marche à notre convenance. Cela donne l'impression incroyable de pouvoir suspendre le temps quand on le désire pour vivre de façon plus intense l'instant présent.

S'autoriser des sorties de route

Nous savons tous ce qui est bon ou pas pour notre santé. Fumer une cigarette, prendre un repas très gras ou boire plusieurs verres nuit à la santé. Pourtant, il est impossible de vivre sans s'autoriser le moindre écart. L'interdit du péché génère le péché. Connaître la bonne attitude à adopter lorsque vous vous « laissez aller » est le plus important pour se préserver. Si ces écarts sont vécus avec un sentiment d'angoisse et de culpabilité, les effets sur l'organisme seront nocifs, car aucune sécrétion d'endorphine ne se produira pour en compenser l'impact négatif. Le plaisir sera faible ou inexistant et le sentiment de faute va dominer. Des scientifiques britanniques ont noté que les sujets qui se sentaient

coupables, en particulier lorsqu'ils faisaient des écarts, possédaient un système immunitaire moins performant. Par rapport aux excès caloriques, j'ajouterai qu'il faut qu'ils en vaillent la peine. Car rien n'est plus triste que de prendre 500 grammes après avoir consommé un plat ordinaire ou indigeste. J'ai également observé au cours de ma carrière des couples dont l'un ou l'autre avait une relation extraconjugale. J'ai été frappé par le fait que, très souvent, ces relations ne généraient que peu de plaisir. Le sentiment de culpabilité et le stress ôtaient à ces incartades toute notion de plaisir durable.
J'ai dû ainsi soigner des hypertensions artérielles, des insomnies, des pulsions alimentaires concomitantes, comme si le coupable décidait inconsciemment de se punir. Bref, si vous vous autorisez une petite sortie de route, il faut qu'elle soit associée à du bonheur et qu'elle n'ait pas d'impact toxique sur votre moral.

Le secret des neurones miroirs

Certains gestes du quotidien sont associés à la joie de vivre, à la relaxation et au bonheur. Certains d'entre eux possèdent même la capacité d'être contagieux et de se propager comme un virus auprès de notre entourage. La découverte des neurones miroirs dans le cerveau a permis de comprendre pourquoi des actions simples comme applaudir, rire ou bâiller avaient le pouvoir de « contaminer » nos proches. Ils entrent en activité lorsqu'une personne réalise une action ou qu'elle observe un autre sujet exécuter la même action.
Ils interviendraient dans l'apprentissage par imitation, dans l'empathie – que l'on peut définir comme la capacité à ressentir les émotions de son interlocuteur – ou dans le fait d'avoir le même désir que l'autre. Si le désir est calqué sur celui d'un autre, ce dernier peut servir de modèle. Mais dans un deuxième temps, autrui peut

devenir un rival qu'il faut combattre pour avoir la sensation de se réaliser par soi-même.
La découverte des neurones miroirs pose ainsi la question de ce que nous désirons réellement. Sommes-nous libres de nos choix, ou bien notre cerveau est-il soumis à un mimétisme d'aliénation ? La publicité use sans doute de ces ressorts psychologiques pour créer des comportements d'achats impulsifs difficiles à contrôler. En attendant, reconnaissons à ces neurones miroirs l'extraordinaire capacité de pouvoir donner et recevoir du bonheur et de la joie de vivre, par simple automatisme.

Rire

Le rire et le fou rire peuvent être très contagieux, tout comme les applaudissements. Observez la fin d'un spectacle réussi. Lorsqu'une ou deux personnes se lèvent, les autres spectateurs font de même et c'est la fameuse *standing ovation*. Il en va de même pour les olas dans les stades. Par le biais de ces comportements, nous retrouvons le rôle des neurones miroirs qui participent à leur propagation. Les occasions de rire ne sont pas assez nombreuses et le temps que nous y consacrons diminue depuis un siècle.
Si l'on regarde les programmes de cinéma ou de télévision, force est de constater que la majorité est réservée à des films policiers, de guerre ou à des drames. Les films comiques sont rares, ce qui est paradoxal, car ils rencontrent des succès incroyables. Il faut alors provoquer le rire. Recherchez dans votre entourage la compagnie de personnes drôles et écartez les émetteurs négatifs. Ce ne sont pas les moyens artificiels comme les spectacles qui comptent, mais les relations gaies et joyeuses.
Rire, c'est oser être spontané, ne plus être sur la défensive, lever ses inhibitions et exprimer ce que l'on ressent

sans complexes et sans tabous. Le rire détend et rend sympathique. Se forcer à sourire pousse à sourire vraiment. De plus, un sourire mobilise plus de 30 muscles faciaux, ce qui constitue une bonne gymnastique. N'hésitez pas à vous rapprocher d'un petit groupe qui rit pour bénéficier du phénomène d'entraînement. Brisez les codes : au lieu de demander à quelqu'un comment il va, demandez-lui plutôt ce qui lui est arrivé de plus drôle depuis un mois.

Le rire tient une place prépondérante dans la bonne santé et ses bienfaits ont été étudiés. C'est un formidable antistress, bénéfique sur les plans respiratoire et cardiovasculaire, en particulier en entraînant une baisse de la pression artérielle. Il génère des endorphines, hormones proches de la morphine dans leur composition. C'est aussi un antidouleur et un élixir naturel de forme et de jeunesse. Le professeur Svebak en Norvège a étudié 53 000 sujets pendant sept ans et a constaté que ceux qui avaient un sens de l'humour amical sans agressivité affichaient une mortalité globale diminuée de 20 %. Sigmund Freud a souligné dans ses ouvrages que le rire est un atout pour la personnalité. Il permet de ne pas se laisser déborder par les événements et de faire naître une invincibilité en soi face à l'adversité.

Il n'y a pas de bons ou de mauvais moments pour rire. Ce ne sont pas forcément les comiques de situation qui font rire, mais notre réceptivité à ceux-ci qui peuvent le devenir. Plus on rit, plus on aura envie de rire. Quelle qu'en soit la raison, cela fait du bien ! Oser ne pas être sérieux et ne pas jouer tout le temps les grandes personnes est essentiel pour vivre longtemps en bonne santé. Quand on sait que l'orgasme masculin dure environ six secondes, et l'orgasme féminin vingt secondes, ne vous privez surtout pas de rire, ne serait-ce que quelques instants...

Les bienfaits de la voix

Notre voix est notre signature. Elle correspond à notre identité profonde et transmet aux autres nos vibrations intimes. Elle est le reflet de la sincérité, de l'engagement comme des mensonges. Les bons orateurs, ou encore certains hommes politiques, ont réussi à atteindre les hauteurs du pouvoir grâce à une voix envoûtante, qui envoie une sorte de petite musique à ceux qui les écoutent. Les auditeurs tombent sous le charme, sans trop savoir pourquoi. La façon, le ton, la chaleur avec lesquels les choses sont dites changent tout. Une voix mûre et grave transmet ainsi de l'autorité et de la confiance.

Certaines voix parviennent à activer dans le cerveau les neurones miroirs déjà évoqués, qui donnent ainsi l'impression que nous sommes en train de prononcer le discours que nous entendons. Nos oreilles peuvent être à tel point séduites par une voix que le sens du dialogue n'importe plus. La voix fait partie des premiers signaux ressentis par le fœtus dans l'utérus de sa mère. C'est ainsi que certaines voix réveilleront plus tard des sensations enfouies au plus profond de notre inconscient et qui nous captiveront, sans que nous sachions pourquoi. Des recherches récentes indiquent que nous aimons choisir des amis avec des voix qui ressemblent à la nôtre. Regardez autour de vous et vous remarquerez que vos amis proches ont tendance à parler de la même façon, avec les mêmes intonations. Mimétisme ou choix ? Peut-être identifions-nous la voix idéale comme étant la nôtre et devenons-nous une sorte de diapason pour donner le « la ».

Nous définissons ainsi le critère du son harmonieux, comme si les voix qui nous entourent formaient un orchestre imaginaire dont nous recherchons les instruments pour une harmonie parfaite. Outre la pratique du chant (voir *supra*), je vous conseille de vous entourer de voix qui vous font du bien, qu'elles proviennent d'artistes ou de proches. Quant à vous, veillez à maîtriser votre timbre, évitez de crier ou d'élever la voix. Les bienfaits d'une élocution calme et maîtrisée sont énormes sur le stress. D'ailleurs, peu de gens apprécient les personnes qui s'expriment avec un timbre criard ou geignard.

Dompter le stress et l'angoisse

Le stress, l'anxiété et la dépression sont générateurs de mauvaise santé. Ces états accélèrent le vieillissement et rendent malheureux. Nous sommes tous confrontés au stress dans notre vie quotidienne. Le point clé est la réponse que nous allons lui apporter. Une mauvaise réaction va provoquer une sorte de macération des idées noires dans un bain d'hormones corrosives qu'il génère lui-même. C'est la porte ouverte aux maladies les plus graves. Le diminuer revient à protéger ses cellules d'une usure précoce et à gagner réellement des années de vie en plus.

Dépression et vieillesse font mauvais ménage

Si des douleurs physiques chroniques peuvent augmenter l'âge biologique – le corps pouvant avoir trente ans de plus que l'âge réel – un état psychologique instable ou en berne peut aboutir au même résultat. J'ai souvent entendu des patients me dire que des événements ou des situations les avaient fait vieillir beaucoup trop vite. L'expression populaire « se faire des cheveux blancs » correspond à une réalité biologique. Effectivement, ils paraissaient beaucoup plus vieux que leur âge ! Je ne peux m'empêcher de rappeler une étude originale réa-

lisée sur des perroquets, mais qui a beaucoup à nous apprendre.
En comparant des perroquets vivant en groupe à d'autres vivant seuls, des chercheurs autrichiens ont noté que les critères objectifs du vieillissement de ces oiseaux étaient différents. Les solitaires présentaient un âge biologique beaucoup plus avancé. Chez les humains, il a été observé que les personnes dépressives présentaient une accélération du vieillissement perceptible jusque dans leurs cellules. Les scientifiques ont donc logiquement remarqué que plus la dépression était longue et forte, plus les signes du vieillissement étaient marqués. Les sujets dépressifs se trouvent ainsi plus exposés aux risques de diabète, d'obésité et de maladies cardiovasculaires. Leurs télomères – les extrémités des chromosomes – sont plus courts, signant un âge biologique plus avancé. La souffrance morale se traduit donc par une réelle souffrance du corps et un organisme qui s'use plus vite pour faire face à la mauvaise qualité de vie générée par la dépression. Le mal-être produit par la dépression est d'autant plus fort qu'il n'est parfois pas pris au sérieux par l'entourage, augmentant le sentiment de solitude, d'incompréhension et d'isolement.

Le stress positif

Un même stress provoque des réactions différentes chez deux personnes, selon la réponse qui y est apportée. Il peut par exemple produire des perceptions agréables en libérant de l'ocytocine, hormone de l'attachement et du plaisir, qui renforce le lien social.
Observez, après un choc collectif, des personnes inconnues qui se serrent les unes contre les autres, s'embrassent et se sentent unies : c'est l'effet de l'ocytocine. Cela permet de comprendre pourquoi certains sujets « carburent au stress », pour atteindre un certain niveau

de bien-être. Ils se sentent à l'aise dans un monde en mouvement, où il est nécessaire de s'adapter en permanence, de tout remettre en question à chaque instant, de créer, d'imaginer et de réagir au quart de tour pour continuer à surfer sur une vague positive.
L'exposition au froid temporaire est un exemple de stress positif. Prendre une douche froide pendant deux minutes agit comme un médicament. Il a été observé une diminution de l'anxiété et des syndromes dépressifs ainsi qu'un meilleur sommeil. D'une part, une douche froide avant d'aller se coucher sécrète de l'endorphine, qui procure du bien-être, et diminue la température du corps, qui fait que l'on s'endormira mieux. D'autre part, elle entraîne un véritable frisson minceur puisqu'elle mobilise la graisse brune pour maintenir la température du corps. Selon la durée, vous pouvez perdre jusqu'à 200 calories par douche, un vrai programme minceur !
De plus, elle augmente le retour veineux dans les jambes et diminue les poches sous les yeux. Elle permet enfin de renforcer nos précieuses défenses immunitaires. Je recommande de commencer par une douche à température normale, puis de baisser le thermostat, en débutant par les pieds et en remontant progressivement sur le corps. Ne vous privez surtout pas de ce nouveau « spa » efficace et peu coûteux.

Quand le stress devient dangereux

Quand la réponse au stress est négative, le corps réagit mal. Les maux peuvent revêtir de nombreuses formes sans que l'on s'en aperçoive, se traduisant parfois par un état de fatigue chronique inexpliquée, une sensation de mal-être ou une sorte d'anesthésie aux plaisirs de la vie. Dans certains cas, les symptômes passent en mode majeur. Les crises de spasmophilie ou de tétanie, les crises d'angoisse et les attaques de panique en sont des

exemples caractéristiques. Le sujet en proie à ces épisodes éprouve une grande souffrance. Il a l'impression d'une mort imminente, de ne plus pouvoir respirer et de se sentir partir. Ces malaises doivent toujours inciter à rechercher avant tout d'éventuelles causes organiques. Avant d'affirmer que la cause est d'ordre psychologique, il faut être certain que ne se cache pas dessous une origine organique ou un petit dérèglement métabolique, rectifiable. Prenons l'exemple des hypoglycémies. Sans être pour autant des diabétiques sous traitement, il existe des sujets dont la glycémie est normale mais qui présentent de nombreux symptômes quand le sucre dans leur sang diminue : impression d'avoir la tête vide, anxiété, mollesse dans les membres, confusion des idées, pâleur et transpiration. Avec quelques morceaux de sucre, l'épisode disparaît. L'anxiété s'envole, le sujet retrouve « des couleurs » et recouvre sa joie de vivre.
À l'extrême, des épisodes d'anxiété ou de dépression peuvent correspondre à l'apparition de tumeurs cérébrales de la région temporale qui se diagnostiquent avec un scanner.

L'utilité de la vitamine D

Des études ont montré un lien entre des déficits en vitamine D et les crises de spasmophilie. Une bonne partie des apports en vitamine D provient du soleil. Pendant les périodes d'hiver, nous sommes naturellement moins exposés à ses rayonnements, et durant l'été, nous essayons de les éviter pour nous protéger, à juste titre, des cancers de la peau. Le résultat provoque une carence en vitamine D, ce qui augmente les risques de cancers et de maladies cardiovasculaires, mais aussi de spasmophilie et de tétanie.
Pour savoir si vous manquez de vitamine D, il suffit d'effectuer une prise de sang, qui dosera la 25 hydroxyvita-

mine D. Si le taux est trop bas, votre médecin prescrira quelques ampoules. Une carence peut également se compenser par la consommation de certains aliments riches en vitamine D. Le plus ancien, l'huile de foie de morue, est un remède de grand-mère bien connu.

On est alors en droit de se demander où se situe le juste équilibre entre la prévention du cancer de la peau et la synthèse de la vitamine D. Nous l'avons vu, en s'exposant au soleil un quart d'heure par jour, on peut augmenter son taux de vitamine D. L'exposition à la lumière naturelle du soleil permet en outre de mieux dormir et c'est aussi le meilleur traitement de la dépression saisonnière. Enfin, certains chercheurs soulignent que la lumière orange permet d'être plus performant au niveau intellectuel que la couleur bleue.

N'oubliez pas d'utiliser une crème solaire protectrice de qualité pas seulement pendant les vacances, mais aussi tous les jours pour protéger votre visage des rayons solaires et freiner l'apparition des rides. Il faut y penser aussi quand vous roulez en voiture, car les UVA qui traversent la vitre exposent la peau comme si vous étiez à la plage. Dernier petit rappel : pas de parfum, de lotion ou de crème contenant de l'alcool avant de vous exposer au soleil, vous risqueriez des réactions de photosensibilisation.

La crise d'angoisse

Si un bilan médical ne met en évidence aucune carence face à des malaises diffus, l'hypothèse d'une origine psychique plonge le patient dans une profonde sensation de solitude et d'isolement. La prochaine crise sera encore plus vive car à la bouffée d'angoisse s'ajoute parfois le regard de l'entourage qui se demande si le sujet ne fait pas « du cinéma ». Or, en fait, il n'en est rien.

Les bouffées d'anxiété sont insupportables et la souffrance psychique qui en résulte est intense. Elles peuvent se traduire de différentes façons, comme des pulsions boulimiques, où l'on se précipite sur des aliments « réconfortants », souvent gras et sucrés. La personne s'en veut ensuite d'avoir avalé 2 000 calories en deux minutes, sans toutefois savoir ce qui a provoqué cette réaction.

Dans d'autres cas, la crise d'angoisse est au premier plan. Les formes sont variables, allant de l'épisode de spasmophilie à la crise de tétanie, jusqu'à l'oppression thoracique qui peut conduire à mimer un infarctus du myocarde. Ces crises s'accompagnent toujours d'une accélération de la respiration. Cela provoque une hyperventilation qui modifie les gaz du sang et fausse les systèmes d'alarmes du corps en créant un véritable cercle vicieux. Les détecteurs physiologiques reçoivent comme signal une baisse du dioxyde de carbone et l'acidité du sang se modifie. Cette accélération respiratoire est un facteur clé des crises. Aux États-Unis, elles ont d'ailleurs pour traduction l'expression de « syndrome d'hyperventilation ». Le fait de respirer très vite provoque des vertiges, une sensation de flottement, de bouche sèche, des tremblements, des fourmillements et de l'agitation.

Pour mieux comprendre ces troubles, rappelez-vous ce que vous avez ressenti la dernière fois que vous avez gonflé une grosse bouée ou un matelas pneumatique : la tête tourne avec une sensation de vide. Pour soulager la crise, il existe plusieurs méthodes que nous allons passer en revue.

La technique du bol

Placez vos deux mains en position de bol ou de coquille fermée pour bien couvrir la bouche et le nez en même temps. Respirez de cette façon pendant une à deux minutes et recommencez si nécessaire. L'effet est immédiat. Le fait de respirer son propre gaz carbonique déclenche un signal positif efficace : les rapports des gaz et de l'acidité du sang redeviennent harmonieux et la crise s'éloigne.

Ce qui est très particulier dans ces bouffées d'angoisse est le fait que le corps peut lui-même générer de l'anxiété par l'hyperventilation. Le cerveau supporte mal l'alcalose sanguine provoquée par cette respiration ample et rapide. L'organisme produit alors lui-même de l'anxiété en dehors du psychisme par une succession de réactions chimiques. En traitant votre corps, vous allez donc soigner votre angoisse.

Selon le même principe physiologique, on peut respirer à travers l'orifice d'un tuyau d'arrosage pendant une à deux minutes. L'effet est très rapide, mais on ne dispose pas toujours d'un tel instrument sous la main. J'ai donc une préférence pour la technique du bol qui ne nécessite aucun outil particulier, à part l'usage de vos deux mains. Vous pouvez ainsi vous soigner seul et discrètement en quelques minutes. Dans un second temps, pour éviter la récidive de ces épisodes, je recommande de pratiquer des exercices de respiration.

Les exercices de respiration

Asseyez-vous tranquillement sur le sol en tailleur ou sur une chaise, les mains reposant sur les cuisses. Placez à côté de vous une pendulette indiquant les minutes, ce qui est essentiel pour réussir l'exercice. Le silence doit régner – votre téléphone portable est éteint. Pendant une minute, respirez avec seulement cinq cycles respiratoires, au cours desquels vous inspirez et expirez le plus lentement possible.

Entraînez-vous à bien sentir votre respiration, en plaçant une main sur le ventre, par exemple. Une fois que vous maîtrisez ce premier exercice, recommencez, mais en vous efforçant de respirer avec les muscles de l'abdomen. Sentez vos muscles participer à votre respiration calme et paisible. En vous concentrant essentiellement sur les mouvements respiratoires et en ne pensant à rien d'autre, vous franchissez sans le savoir la première étape de la méditation, que l'on appelle la « pleine conscience ». La méditation est un outil formidable, générateur de bien-être et de détente (voir partie 5).

Gérer les conflits sans stress

Bien gérer une situation conflictuelle évite une montée du stress qui peut se prolonger plusieurs jours. Des chercheurs américains ont mis en évidence une technique simple et efficace à utiliser en cas de conflit. Imaginez que vous êtes un observateur de la scène dans laquelle vous êtes en train de vous disputer avec une autre personne. Automatiquement, vous allez prendre de la distance et retrouver de la sérénité.

Ces scientifiques ont placé des sujets en situation de conflit en leur demandant de devenir ce tiers imaginaire. Ils leur ont aussi donné pour consigne de parler d'eux-mêmes à la troisième personne, ce qui a eu comme effet de diminuer encore plus le stress. Cette stratégie permet de trouver des compromis plus facilement, de raisonner sereinement et de mieux prendre en compte les points de vue d'autrui.

Le fait de se penser en observateur génère la présence d'un médiateur neutre et bienveillant, comme si vous jouiez le rôle de conseiller pour un ami sur les meilleurs choix à faire dans une situation compliquée. La distance ainsi prise correspond à un désamorçage de la zone de turbulences.

La juste distance

L'esprit peut rendre malade le corps, mais le corps peut soigner l'esprit. En revanche, soigner l'esprit par l'esprit est une entreprise difficile et de longue haleine. Et le faire seul est encore plus difficile. Cela me fait penser à un excellent chirurgien qui déciderait de s'opérer lui-même parce qu'il pense être le mieux placé, grâce à ses compétences médicales et à sa connaissance de son propre corps. Ce serait un désastre. Pour bien se soigner, il faut une distance nécessaire. C'est aussi pour cette raison que les chirurgiens n'opèrent pas les membres de leur famille.

Les personnes qui souffrent d'anxiété ou de dépression entendent souvent leur entourage leur lancer des phrases du type : « Tu n'as qu'à te secouer un peu, remue-toi, prends sur toi, ne te laisse pas aller. » Ces phrases ne servent strictement à rien, si ce n'est à blesser davantage celui ou celle à qui elles sont destinées. Le sujet qui souffre mentalement le sait : il tourne en boucle pour chercher des solutions mais n'y arrive pas. Pourtant, des remèdes sont envisageables.

Décider de rencontrer un thérapeute comme un psychiatre, psychologue ou psychanalyste aboutit à des résultats appréciables. Cela permet d'introduire du rationnel dans une part d'irrationnel. Il existe cependant certains obstacles. Les prises en charge peuvent durer des années et sont parfois coûteuses. Si les symptômes ne disparaissent pas toujours, ils s'atténuent, le sujet apprenant simplement à mieux vivre avec.

Cela me fait penser à une histoire drôle. Un homme maladivement jaloux vit dans l'angoisse quotidienne que sa femme le trompe. Il n'en dort pas la nuit, n'arrive plus à s'alimenter et dépérit. Il consulte alors le meilleur spécialiste de New York, avec lequel il suit une analyse durant cinq ans. Au terme de celle-ci, il croise l'un de ses amis dans la rue qui lui demande des nouvelles de sa santé. « Alors, après cette psychanalyse, tu vas mieux ? » Et l'homme de lui répondre : « Tu sais, cela m'a coûté une fortune à raison de deux séances par semaine. Mais je vais bien. Je suis toujours persuadé que ma femme me trompe, mais maintenant je m'en moque complètement. »

Cette anecdote souligne de façon ludique que le travail du psychanalyste consiste essentiellement à mettre de la distance par rapport à des symptômes...

Chapitre 5

ÊTRE LIBRE ET HEUREUX

« Le bonheur est un art à pratiquer comme le violon. »

John Lubbock

La maîtrise de soi

Admettons que vous décidiez de perdre du poids. Vous savez ce qui fait grossir, les aliments à éviter et ceux qu'il faut consommer. Il suffit de vous y mettre, et pourtant, 95 % des sujets qui décident de suivre un régime n'y parviennent pas. Les échecs à répétition sont d'ailleurs dangereux car, petit à petit, ils provoquent un sentiment d'autodépréciation qui va à son tour générer de l'anxiété et un état dépressif latent, terrain favorable à de nouveaux excès alimentaires. La maîtrise de soi est le carburant essentiel pour atteindre vos objectifs. Tout comme l'exercice physique, on peut la travailler et, progressivement, arriver à un meilleur *self-control*.

Notre carburant : la volonté

La volonté est le carburant essentiel pour la réalisation de soi. Elle repose sur le fait de pouvoir exercer des choix libres et rationnels, en dehors de toutes les tendances instinctives. Elle s'exerce en pleine conscience pour réaliser nos intentions. Le fait de manquer de volonté correspond à l'idée de ne plus être libre de ses actes. C'est comme si nous étions incapable de faire comme bon nous semble, de réaliser ce qui nous tient le

plus à cœur, pour céder à des pulsions et nous détester ensuite encore plus.
Augmenter sa volonté intérieure est un acte fondamental pour son bien-être et sa santé. Il ne faut pas culpabiliser en se plongeant dans des régimes qui échouent les uns après les autres, mais au contraire se poser clairement la question : pourquoi le régime précédent n'a-t-il pas fonctionné ? Au lieu de rechercher un nouveau moyen qui ne sera pas plus efficace, mieux vaut s'attaquer aux causes. Si l'équation de la volonté est résolue, les objectifs seront réalisés.
L'échec des « bonnes résolutions », comme la reprise du sport ou la perte de poids, est dominant. Pourtant, la théorie semble facile : arrêter de manger ce qui fait grossir ou sortir ses baskets pour une marche rapide ou un jogging. Imaginez que la volonté soit un muscle et prenez le biceps pour métaphore. Si vous décidez un beau matin de soulever un poids de 50 kilos, ce sera mission impossible. Mais si vous vous entraînez chaque semaine avec des haltères de plus en plus lourds, vous arriverez six mois plus tard à soulever cette masse.
Par la suite, il faudra continuer à entretenir ces biceps musclés, qui fondent si on ne les utilise pas. Ces mêmes muscles vous serviront à bien d'autres usages : nager, soulever des valises, porter un enfant dans vos bras. Vous disposerez alors de l'outil nécessaire pour que tout se fasse naturellement et sans efforts. Il ne faut plus vous dire « Je n'ai pas la force pour soulever ce poids », mais « Je vais me donner progressivement les moyens d'acquérir cette nouvelle force ». Disposer d'un excellent *self-control*, cela s'apprend et il existe de très bons exercices pour y arriver.

Définir vos objectifs

Le premier point est de commencer par définir ce que vous souhaitez vraiment. Si vos choix sont dictés par l'entourage ou les convenances sociales, mais ne vous correspondent pas réellement, il est inutile de se lancer dans l'aventure. Il faut avoir profondément envie de l'objectif que l'on se fixe.
Si vous n'êtes pas convaincu et que vous essayez de faire plaisir à un proche, les chances de réussite sont quasi nulles. La première question que vous devez vous poser est : pourquoi maigrir, pourquoi faire de l'exercice, pourquoi arrêter de boire ou de fumer ? Si vos motivations sont réelles et fortes, vos chances de réussite montent en puissance. Il faut apprendre à vous connaître.

Mettre toutes les chances de son côté

À trop vouloir, on ne veut plus rien. Votre énergie et votre concentration ne sont pas infinies. Vous devez vous fixer un seul objectif à la fois. Si vous débutez un régime par exemple, la période de démarrage est importante : privilégiez une période sereine, et non pas un moment difficile de votre vie, qui nécessite beaucoup d'énergie et fragilisera vos résolutions. Il est important de vous fixer des buts clairs et surtout réalisables. Si la barre est trop haute, il vous sera impossible de tenir.
Lorsque vous désirez changer quelque chose, ne le remettez pas au lendemain, à la manière d'un joueur de casino qui pense qu'il arrivera forcément à se refaire... jusqu'à la faillite. Cette tendance à retarder les efforts, appelée procrastination, est une résurgence de nos comportements d'enfant surpuissant, lorsqu'il était possible de modifier le cours du temps pour parvenir à ses fins. Retarder ce que vous avez à faire conduit à l'immobilisme. Il ne faut pas pour autant surestimer vos capacités. Acceptez de devenir plus fort progressivement. Vous

devez analyser avec soin les causes de vos éventuels dérapages. C'est un travail fastidieux que de revivre les situations où la volonté vous a fait défaut pour en comprendre les mécanismes, mais c'est l'une des clés de la réussite pour ne pas rechuter. Chacun commet des erreurs, cela fait partie de l'apprentissage : apprendre de ses fautes pour pouvoir se dépasser et maîtriser son destin.

L'ancrage des habitudes

Notre cerveau est ainsi fait : nous réagissons par de nombreux conditionnements intérieurs qui se traduisent par des données physiologiques. Si vous avez l'habitude de déguster chaque jour un esquimau à la vanille en regardant un film après le dîner, vous habituez votre cerveau à un circuit de récompense immédiat lorsque vous avalez cette crème glacée. À heure fixe, vous sécrétez sans le savoir des hormones du plaisir, comme la dopamine. C'est un exemple de conditionnement dont il faut apprendre à se libérer.

Dans tous les cas, vous devez trouver une solution de remplacement, au risque de voir s'accumuler les kilos année après année. Vous pouvez opter pour une autre activité que la télévision, comme une promenade digestive, ou porter votre dévolu sur un aliment moins calorique. Dans tous les cas, vous devrez compter environ deux mois pour modifier un comportement alimentaire. Ceci implique une phase difficile durant laquelle le cerveau s'habitue à de nouveaux circuits de récompense. C'est un reconditionnement sur des bases saines.

Lorsqu'une personne est soumise à un stress intense, des mécanismes réflexes de protection se mettent en place. En effet, les circuits cérébraux existants, qui étaient en sommeil, sont réactivés par le stress, qu'il s'agisse des bonnes ou des mauvaises habitudes. Ainsi,

un sujet qui avait l'habitude de fumer ou de céder à des épisodes de boulimie en cas de stress réagira par ce mode de compensation. À l'inverse, une personne qui pratiquait le jogging chaussera très vite ses baskets.
Le cerveau réagit dans l'urgence en utilisant ce qui a obtenu auparavant de bons résultats. Comme quoi, il est fondamental d'ancrer de bonnes habitudes pour que le stress ne déclenche pas de réflexes nocifs pour la santé.

Remplacer le « tu » par le « je »

Lorsque vous réfléchissez à ce que vous désirez faire, je vous conseille d'utiliser le « je » et pas le « tu ». Je m'explique. Si une personne se dit intérieurement : « Tu ne dois pas manger ce gâteau à la crème », cela signifie qu'il y a deux personnes. En effet, pour tutoyer, il faut être deux. Dans ce cas, demandez-vous qui est ce fantôme qui vous parle : le souvenir inconscient d'un père ou d'une mère, d'un professeur, d'un agent de police ? Qui se permet de vous donner des ordres ou de vous juger ? Le « tu » tue votre volonté intérieure naturelle.
Efforcez-vous de ne plus l'utiliser et remplacez-le par « je ». Cela va tout changer. Le « je » signifie que vous êtes le seul maître à bord, celui qui veut et qui décide. Le « je » représente votre unité, l'expression de votre force mentale pour franchir les obstacles, à l'inverse du « tu », qui signe une forme d'aliénation intérieure. Éliminez votre « tu » intérieur pour libérer votre puissance de décision.

Ne pas tourner en boucle

Nous apprenons autant de nos échecs que de nos succès, et parfois même davantage, ce qui peut constituer un formidable ressort pour se dépasser et aller plus loin. Qu'il s'agisse d'un excès alimentaire, d'une faute professionnelle ou d'une déception amoureuse, il faut en analyser les causes et ne pas enfouir sous le tapis ce qui n'a pas fonctionné. Il est également capital de savoir se pardonner à soi-même pour éviter de ruminer sans cesse ses erreurs et générer ainsi des sentiments d'anxiété, de dépression et d'autodépréciation.

Ceux qui manquent d'indulgence envers eux-mêmes chercheront parfois à se placer dans des postures de souffrance pour expier symboliquement leur culpabilité. Soyez gentil et bienveillant avec vous-même pour retrouver un sentiment de bien-être réparateur et continuer à progresser. Remettez en quelque sorte le compteur à zéro, ne serait-ce que pour retrouver une certaine disponibilité par rapport aux autres.

Les conflits au niveau des couples ont fait l'objet de nombreuses recherches. Il a été démontré qu'après une dispute, les conjoints chercheraient moins à obtenir des excuses qu'à prendre le pouvoir sur l'autre. Comme si un rapport de force se jouait à ce moment-là... Les causes les plus fréquentes de conflits conjugaux sont de deux sortes : d'une part, le sentiment pour l'un des partenaires que son statut dans le couple est menacé ; d'autre part, le sentiment d'un manque d'attention et d'investissement dans la relation pour l'autre. Pour information, il a été noté que les conflits sont plus fréquents quand les conjoints manquent de sommeil...

Après un échec sentimental, il faut remettre ses sens en action, surtout lorsque l'on sait qu'un choc amoureux peut se produire en une seule seconde, sous l'effet d'un simple regard. L'état amoureux provoque les mêmes effets euphoriques sur le cerveau que ceux de drogues comme la cocaïne, mais sans ses dangers pour la santé. À tout âge, vous pouvez faire une rencontre magique. Par conséquent, plutôt que de vous lamenter sur une histoire qui n'a pas fonctionné, multipliez les sorties, les nouvelles rencontres et les activités. Soignez votre apparence, comme si le partenaire idéal pouvait surgir

à n'importe quel instant ! Il faut bien entendu respecter une certaine période pour faire votre deuil, en accueillant votre souffrance, mais ne restez pas trop longtemps coincé à cette étape.
De tristes exemples de personnes qui deviennent haineuses, harcelantes, voire violentes une fois seules alimentent malheureusement la rubrique des faits divers. Si vous n'arrivez pas à sortir d'une passe difficile, n'hésitez surtout pas à vous faire aider par un thérapeute.

Être bienveillant ou très méchant : c'est la même chose !

Pour vivre longtemps en bonne santé, devons-nous nous montrer méchant et cruel, ou plutôt bienveillant et altruiste ? Dans les deux cas, les exemples fourmillent : le regard lumineux de Mère Teresa ou de l'abbé Pierre qui vécurent à des âges avancés, des tyrans qui s'éteignent passé 100 ans dans leur lit, ou des Tatie Danielle qui font de solides vieillards. En pensant aux despotes, on a l'impression qu'il existe une profonde injustice. Le sentiment que la « canaille » s'en sort bien est intolérable. Poussée par ces questions, une équipe de scientifiques a étudié l'influence sur la santé des comportements positifs ou négatifs vis-à-vis des autres.
Des premiers travaux ont mis en évidence l'effet positif d'un engagement humaniste envers les autres. Cette attitude optimise la résistance, le bien-être et la volonté. Mais ce qui est surprenant, voire révoltant, c'est de constater que ceux qui se conduisaient mal, en commettant des actes lâches et méchants, obtenaient les mêmes résultats positifs sur leur santé ! Mois après mois, « bons » et « mauvais » montraient qu'ils étaient plus solides que les autres, bénéficiant d'une faible vulnérabilité et d'une incroyable force pour se défendre contre les agressions extérieures. À l'inverse, ceux qui rece-

vaient leurs bonnes ou mauvaises actions se sont avérés plus fragiles, vulnérables, moins résistants aux stress environnants. En d'autres termes, les sujets aux comportements « tranchés » semblent s'en sortir beaucoup mieux que ceux qui ne s'engagent pas.

Savoir dire « non »

Beaucoup de personnes ne savent pas ou n'osent pas dire « non ». Elles ont l'impression qu'elles vont faire du mal aux autres, qu'elles vont fâcher leurs interlocuteurs en s'opposant, qu'elles ne vont plus être aimées, voire même être rejetées. C'est dans ces craintes que se situe le danger. Ne pas savoir dire « non », c'est vivre une existence affective, professionnelle ou familiale qui ne vous ressemble pas. Il se crée un décalage profond entre ce que vous êtes et votre quotidien.
Ce fossé s'accentuera au fil des années et c'est votre corps qui servira d'interprète au mal-être perçu. Le langage corporel s'exprimera par la maladie, sous diverses formes. Au préalable, des modes de compensation inconscients se développeront, qui ne feront qu'aggraver la situation car ils agissent comme des leurres : excès de nourriture, alcool, cigarettes, drogues, pour ne citer que quelques exemples.
S'engager sur la voie du « oui », c'est créer un axe de force autour de ses valeurs profondes. Les études montrent que les personnes investies dans des actions positives vont progressivement monter en puissance, et parfois même adopter des comportements héroïques. Cette approche signifie que l'on ne naît pas saint ou démon, mais que les actions menées au fil d'une vie peuvent modifier celui qui en est l'auteur. Nos actions nous façonnent jour après jour. Bien menées, elles aboutiront à un contrôle de soi de plus en plus puissant.

Quinze minutes par jour pour méditer

Méditer, c'est prendre un rendez-vous quotidien avec soi-même pour se recentrer sur son centre de gravité. Quinze minutes par jour suffisent. La méthode est facile. Asseyez-vous en tailleur sur le sol, le dos bien droit, en gardant les yeux mi-clos. Vous pouvez placer à 1 mètre en face de vous une petite bougie, que vous fixerez. Vous devez absolument vous trouver dans une pièce calme et silencieuse, débarrassée de tout objet perturbateur. Concentrez-vous sur cette petite flamme, sans penser à autre chose. Au début, de nombreuses idées parasites traverseront votre esprit. Respirez calmement et faites le vide.

Progressivement, vous gagnerez une énergie intérieure, comme une force nouvelle pour affronter l'extérieur. Dans votre cheminement, décidez de remercier une personne qui vous a beaucoup apporté. Choisissez quelqu'un de différent chaque jour. Recherchez ensuite ce que vous voulez vraiment, et non ce qui répond à une obligation ou une convention sociale. Une fois que vous avez décidé de votre objectif, entraînez-vous à le considérer comme un fait accompli. Apprenez à remplacer la jalousie par l'admiration. Vous concentrerez votre énergie et vous décuplerez vos chances de réussite.

Peu à peu, vous atteindrez ce qui s'appelle « la pleine conscience ». Vous vivrez totalement ou sereinement le moment présent, sans nostalgie du passé ni inquiétude face à l'avenir. Vous serez présent tout simplement dans votre propre vie. Nous passons trop souvent des moments, parfois même des vies entières, aux côtés de gens, y compris des proches, qui ne nous voient pas, qui sont là sans être vraiment présents. Il s'ensuit un sentiment de solitude beaucoup plus aigu que si nous étions réellement seuls.

Regardez l'autre, ne serait-ce que pour connaître la couleur de ses yeux. Écoutez-le, essayez de comprendre le dit et le non-dit, voilà une étape essentielle. Vous apprendrez à briser la solitude des autres et la vôtre. *(suite...)*

La forme moderne la plus violente de la solitude est celle d'un repas partagé avec des convives vissés à leur téléphone portable. Ce n'est plus un échange, ce sont des existences juxtaposées qui ne peuvent plus communiquer que pour se demander le sel ou le poivre.

Se libérer des addictions

Être victime d'une addiction, c'est devenir un esclave aux chaînes invisibles, soumis à des forces dont le contrôle nous échappe. S'il est possible de se révolter contre un maître visible, c'est plus délicat lorsqu'il est soigneusement dissimulé. Il ne reste alors que l'esclavage, la souffrance, les médiocres et fugaces récompenses quand le manque est assouvi ou les sentiments d'autodépréciation et de mauvaise image de soi. Ce ressenti augmente encore plus l'addiction pour tenter d'effacer cette douleur psychologique. Le cercle vicieux s'installe.

Tout au long de ma carrière, j'ai été frappé par le nombre de patients qui venaient me consulter parce qu'ils souffraient d'une addiction. Le sentiment de manquer complètement de volonté et de ne plus s'aimer génère des engrenages infernaux. Parmi les victimes, il existe deux groupes : ceux qui savent qu'ils sont sous l'emprise d'une addiction, comme la drogue, l'alcool ou le tabac, mais qui néanmoins n'arrivent pas à s'en sortir ; et ceux qui n'ont pas conscience d'avoir perdu le contrôle.

Dans les deux cas, des mécanismes biologiques, hormonaux et physiologiques font que le corps devient esclave et que la volonté ne peut plus à elle seule stopper ce cercle vicieux. J'écris ces lignes pour toutes celles et ceux qui sont victimes d'addictions, pour les aider à prendre conscience de ce qui se passe et à trouver le chemin pour s'en sortir.

Un jour par semaine sans une goutte d'alcool

Parmi les addictions les plus connues, l'alcool tient une place de premier plan. Mais le sujet est très vaste et je n'entrerai pas dans des développements médicaux. Sachez néanmoins que l'alcool tue environ 50 000 personnes par an et que l'alcoolisme concerne de près ou de loin 5 millions de Français.

Pour réussir à se libérer de son emprise, il faut souvent l'aide d'un médecin ou le soutien d'un groupe. Si vous avez tendance à en boire tous les jours, vous devez rester vigilant face au risque d'augmentation progressive des doses. L'entrée dans l'alcoolisme peut se faire de façon sournoise. En cas de consommation modérée d'alcool, comme un verre de vin rouge à chaque repas, je conseille d'instaurer chaque semaine une journée sans une goutte d'alcool pour empêcher toute addiction de s'installer. Si cette journée se passe bien et que vous ne ressentez aucun manque, alors le risque d'addiction est faible. Si au contraire vous ressentez une souffrance, la vigilance est requise. Dans ce cas, passez une semaine entière sans une goutte d'alcool, voire un mois.

Le signe que tout est rentré dans l'ordre, c'est le moment où le besoin ne se fait plus sentir et où l'on peut à nouveau prendre un verre juste pour le plaisir. J'ajoute que les alcools utilisés en cuisine pour faire flamber une viande ou un poisson s'évaporent à la cuisson et ne constituent pas un risque. En revanche, la bouteille ouverte posée sur le plan de travail peut inciter un sujet prédisposé à l'addiction.

Repérer les addictions qui font grossir

Les produits addictifs sont cachés dans les aliments et par conséquent difficiles à repérer. À notre insu, ils nous poussent à consommer au-delà de ce qu'il nous faut et provoquent un besoin urgent, comme une démangeaison. Le sel est le parfait exemple d'un provocateur d'addiction : il ouvre l'appétit et donne soif. Si vous souhaitez mieux contrôler votre poids et vous libérer des addictions alimentaires, commencez par abaisser votre seuil de goût salé. Comme nous l'avons vu, cela pourra vous paraître difficile au début, mais au bout d'un mois, vous aurez naturellement modifié vos goûts. Vous redécouvrirez la vraie saveur des aliments qui, auparavant, était masquée par le sel et vous ne supporterez plus de manger des plats trop salés.
Les addictions peuvent également être provoquées par une surconsommation d'aliments très gras. Au niveau du cerveau se déclenchent en effet des phénomènes à la fois de plaisir, mais aussi de dépendance, comme avec la cocaïne ou l'héroïne. Des études scientifiques ont montré qu'il existait des analogies entre les addictions aux aliments gras et celles à certaines drogues dures. Tout comme l'alcool et les drogues, l'addiction au gras implique la nécessité d'augmenter de manière continuelle les doses pour atteindre le seuil du plaisir généré lors de l'ingestion précédente.
Enfin, l'abus de sucre contribue à enfermer un sujet dans une « prison » alimentaire : le prisonnier y reste cloîtré, devient gros et reste en surpoids sans même connaître ses geôliers. Je ne conseille pas de supprimer totalement le sucre, mais de le consommer avec modération. Des organes comme le cerveau en ont besoin, mais le trop est l'ennemi du bien. Il faut s'efforcer de réduire progressivement les quantités, de remplacer les desserts par un thé, un café ou une infusion pour

s'exercer à diminuer l'appétence au sucre. Car il fonctionne comme le sel et le gras au niveau des addictions alimentaires. Il modifie les seuils de la satisfaction, exigeant des doses de plus en plus élevées pour retrouver le même plaisir.

Soleil, soleil

Un scientifique anglais vient de mettre en évidence un lien entre la sécrétion d'endorphine, les expositions répétées au soleil, et l'addiction à ce dernier. Selon ses travaux, le soleil provoquerait une addiction comparable à celle de l'héroïne, à plus faible échelle évidemment. Pour l'instant, les travaux ont été réalisés chez la souris, mais ils ouvrent de nombreuses pistes. Les personnes qui se font bronzer « *recto verso* » sur les plages auraient ainsi besoin de « leur petite dose quotidienne » pour se sentir bien. Cela fonctionne comme avec le tabac : les *addicts* au bronzage connaissent les risques de cancer de la peau, mais se « faire griller » reste la priorité.
Bien sûr, comme nous l'avons vu, le soleil est bénéfique pour la santé. Il contribue à lutter contre le SAD, ce syndrome dépressif saisonnier dû au manque de lumière. Il aide à la synthèse de la vitamine D, dont on sait que la moitié de la population souffre d'un déficit de son taux dans l'organisme. Voilà toute la difficulté de l'équation solaire. Il nous faut d'une part prévenir l'apparition de cancers de la peau et, de l'autre, minimiser les risques de déprime et de carence en vitamine D.

Sex addict

Le chiffre est considérable : 400 millions de personnes sur la planète souffriraient d'addictions sexuelles. Ce phénomène semble même toucher certaines espèces animales comme les rats du désert, qui ont en moyenne 150 rapports sexuels par jour...

Les *sex addicts* vivent en général dans un déni de leur situation, en se comportant auprès des autres comme si tout était normal. Mais petit à petit, cette addiction dévore leur espace-temps. Ils consacrent l'essentiel de leurs journées à rechercher des images pornographiques ou des rencontres inédites. Très vite, une ritualisation s'installe : si les conquêtes sont certes nouvelles, l'histoire quant à elle se répète. Les partenaires sont comme des écrans sur lesquels le sujet projette ses fantasmes. L'autre n'existe pas en tant que tel, il ne sert qu'à soulager un état compulsif.
Les *addicts* essayent de résister mais bien souvent n'y arrivent pas. Nous ne nous situons plus dans le domaine du désir, mais dans celui du besoin, qui s'exerce contre notre volonté. Ce manque de liberté finit par générer une sensation de vide et de désespoir. Pour se sortir de ce cercle « vicieux », la consultation d'un thérapeute (psychiatre, sexologue, addictologue) est fortement recommandée, car lui seul pourra vous aider à désamorcer cette pathologie et à retrouver une sexualité sereine et harmonieuse.

Apprendre l'optimisme

Des travaux scientifiques ont montré que les optimistes vivaient plus vieux que les pessimistes. Sur une population de 900 sujets âgés de 65 à 85 ans et suivis pendant neuf ans, les chercheurs ont remarqué que le risque de mourir était deux fois moins élevé chez les optimistes. Pour parvenir à une telle conclusion, ils ont utilisé des tests psychologiques du type « bouteille à moitié vide ou à moitié pleine ». On ne décide pas du jour au lendemain de devenir optimiste pour gagner des années de vie. En revanche, rien ne vous empêche d'exploiter les ressources qui sont enfouies au fond de vous.

Le cercle magique

Soyez vigilant concernant votre entourage et les opinions collectives. Les études ont montré que le pessimisme est contagieux. Sans le savoir, vous pouvez être contaminé par des pensées négatives et défaitistes. Votre propre jugement s'estompe pour laisser place à celui des autres. Il y a un effet d'entraînement, comme une pulsion d'accompagnement des autres vers le fond. Écartez-vous des personnes tristes et n'écoutez pas les Cassandre qui voient tout en noir : vous pourriez alors vous transformer en récepteur-émetteur de ces pensées sombres, que vous diffuserez ensuite aux autres. Vous deviendrez à votre insu une source d'énergie négative et perdrez en force et en puissance.
L'optimisme permet d'entreprendre sans peur de l'échec et d'exercer toute sa créativité pour un meilleur épanouissement. En cas de difficulté, les optimistes pensent que les choses sont provisoires, car les causes sont extérieures à eux-mêmes. Ils ont le pouvoir de trouver de nouvelles solutions.
Beaucoup de personnes utilisent le prétexte de la génétique pour affirmer qu'il n'est pas nécessaire d'avoir une bonne hygiène de vie puisque tout est joué d'avance. À tort, ils vont se laisser aller sous prétexte que « c'est écrit ». Je le rappelle, la génétique ne représente généralement que 15 % des facteurs de risque de maladies.

Choisir les bons chevaux

Efforcez-vous de mémoriser chaque jour les événements de votre vie qui ont été formidables et au cours desquels vous avez réussi, malgré des vents contraires. Cela suscite l'envie de continuer et augmente la confiance en soi. Laissez de côté ce qui n'a pas marché, et ne vous focalisez pas sur les occasions ratées. Il est inutile de se débattre dans des situations insolubles. Vouloir à tout prix gagner quand le taux de réussite est de zéro va briser l'optimisme et l'énergie qui est en vous. Il faut savoir accepter que l'on n'y puisse rien et passer à autre chose. En tant que médecin, j'ai été confronté à ce choix douloureux lors de gardes de réanimation : prendre la décision nécessaire face à un coma dépassé et savoir consacrer son temps à tous ceux que l'on peut sauver. En pratique, allez vers ce qui vous rend heureux et serein. C'est la clé de l'optimisme.

Le détail qui sauve

S'entraîner à voir le côté positif des choses renforce l'optimisme en générant des joies là où nous ne les attendons pas. Cela pourra vous paraître une banalité, mais pourtant, c'est un réel exercice : par exemple, au milieu d'un dîner ennuyeux, essayez de repérer un détail insolite ou qui vous fait rire. Idem dans les transports, sous un ciel couvert, ou quand les journées de travail vous paraissent sans fin.

Cette feuille de route quotidienne assurera le bien-être de votre corps et de ses cellules. Plus votre potentiel d'optimisme montera en puissance, plus vous rayonnerez auprès des autres. Vous générerez une attraction, un charme et une onde de bien-être autour de vous qui vous rendra séduisant.

La sérendipité

La sérendipité est la disposition à faire des découvertes inattendues, accidentelles et fortuites, alors que vous n'étiez absolument pas en train de les chercher. Le terme provient d'une légende située à Serendip, ancien nom de l'île de Ceylan, où un chameau fut retrouvé grâce à l'ouverture d'esprit des voyageurs interrogés, qui se servirent de leur curiosité pour poser des questions au propriétaire de la bête. C'est un état d'esprit de liberté intérieure, d'ouverture, de capacité à rebondir et de sagacité. Cela revient à trouver son bonheur dans des circonstances qui, à l'origine, ne s'y prêtent pas du tout. Pour mémoire, c'est ainsi que Christophe Colomb a découvert l'Amérique, Fleming la pénicilline, Pasteur les vaccins, et les sœurs Tatin, la célèbre tarte... À plus petite échelle, vous avez sans doute fait l'expérience de surfer sur Internet de sites en sites sans motif particulier, pour tomber sur un sujet qui vous passionne et change votre état d'esprit. Vous pouvez faire de même en rencontrant de nouvelles personnes, en assistant à des conférences, en choisissant un film ou un programme télévisé dont le genre ne vous est pas familier, etc.

Modifier sa perception

L'important ne réside pas dans les faits tels qu'ils se déroulent, mais dans la façon dont vous les percevez. Prenons l'exemple d'un voyage organisé : même si les prestations sont parfaites et les paysages sublimes, les uns vont passer un moment inoubliable, les autres un séjour plein d'ennui.

Dans un groupe, vous avez certainement remarqué qu'il y a toujours « un râleur », qui n'est jamais content de rien. Et au restaurant, un client qui renvoie méchamment tous les plats, lesquels ne sont, selon lui, pas assez chauds ou pas assez frais, etc. La réalité qui compte pour votre bien-être, c'est celle que vous ressentez.

Toute la question est de savoir comment faire pour bénéficier du meilleur côté des choses. Dans un premier temps, allez dans une pièce de votre choix, par exemple votre salon. Recherchez l'objet, le meuble, la vue de votre fenêtre que vous préférez. Prenez votre temps pour élire

le meilleur de ces espaces. Maintenant, entraînez-vous à ne retenir que ce nouvel éclairage lorsque vous penserez à votre salon. Imaginez ensuite les personnes qui partagent votre vie. En chacune, identifiez le meilleur. Chaque fois que vous les retrouverez, vous ne penserez plus qu'à ça. Vous aurez automatiquement du plaisir à les voir et vous vous sentirez forcément bien.
À l'occasion de vos voyages, dans les transports, sur votre lieu de travail, recherchez toujours ce point qui scintille et qui vous donne de l'énergie. Votre stress diminuera, vous vous sentirez bienveillant, détendu et heureux. Cette façon positive de concevoir votre vie vous apportera un optimisme à toute épreuve.

La résilience

La résilience est une réaction psychologique conceptualisée et popularisée par le psychiatre Boris Cyrulnik. Il caractérise le comportement de personnes ayant vécu des traumatismes violents et qui, malgré tout, parviennent à tirer de ce chaos une expérience positive. Pensez à ces anciens déportés qui témoignent, dignes et l'œil pétillant, malgré les horreurs subies, à ces handicapés qui font de leur vie une réussite, à ces rescapés de maladies qui décident d'aider les autres, bref, à toutes ces personnes dont la trajectoire de vie allait droit à la catastrophe et qui s'en sont sorties, trouvant souvent le salut dans le bonheur, l'humour et la distance.
Évidemment, la capacité de résilience suppose une personnalité particulière, forte, mais elle nous apparaît comme une formidable leçon d'optimisme. Elle peut aussi se révéler de manière inattendue. En effet, certains d'entre nous traversent des périodes de douleur intense et trouvent en eux, alors qu'ils ne s'en pensaient pas capables, une force surpuissante qui les pousse à

dépasser le malheur et à retrouver une existence épanouie et heureuse.

Trouver le bonheur

Le bonheur est la valeur la plus recherchée au monde, mais également la plus difficile à atteindre. Souvent, nous pensons y accéder parce que nous sommes persuadés d'avoir tout fait pour y parvenir. Pourtant, il se dérobe soudain et s'enfuit comme un voleur. Nous avons du mal à comprendre le lien mystérieux qui existe entre les moyens mis en jeu pour « obtenir » le bonheur et un résultat qui n'est pas au rendez-vous.
J'ai souvent entendu ces phrases : « Je ne comprends pas, après tout ce qu'on a fait pour eux, qu'ils ne soient pas heureux », « Ils avaient tout pour être heureux et pourtant, regarde ce gâchis », « Il a enfin réussi ce à quoi il s'est consacré entièrement pendant des années, or il fait une dépression », etc. Alors, que se passe-t-il ?

Où se trouve la clé du bonheur ?

Nous sommes tous différents. Ce qui rend heureux les uns peut rendre les autres indifférents ou malheureux. Prenons l'exemple d'une fleuriste. Si son rêve depuis l'enfance est d'exprimer ses sentiments à travers des compositions florales en jouant avec les formes, les couleurs et les odeurs, alors sa vie professionnelle est heureuse. Chaque jour, elle s'épanouit, comme ses fleurs. Son loisir préféré, c'est son travail. Il n'y a plus de rupture ou de compartiments dans sa vie, tout est fluide. À l'inverse, le fait de créer des compartiments comporte des risques. Nous créons des barrières artificielles qui enferment.

Le bonheur est souvent l'inverse de l'idée que l'on s'en fait. Nous pensons le trouver dans la stabilité, une routine de l'harmonie, une sorte de béatitude quotidienne... Pourtant, le processus contraire est à l'œuvre : ce qui le fige le détruit peu à peu. Le bonheur est un équilibre instable. Pour durer, il a besoin de nouveautés et de changements. Cette façon de penser est à l'opposé de l'idée que si tout va bien, il ne faut surtout rien changer. Immobilisez le bonheur, il disparaîtra aussitôt. Pour vous aider à saisir ce phénomène, ouvrez une bouteille de parfum et pulvérisez l'odeur sur votre corps. Pendant les premières minutes, vous éprouverez un grand plaisir à sentir la fragrance choisie. Mais une heure plus tard, vous ne la sentirez plus, comme si elle avait disparu. Ou imaginez que vous adorez le gâteau au chocolat. Si vous en mangiez matin, midi et soir pendant des semaines, le plaisir d'y goûter s'évanouirait un peu plus à chaque fois. Physiologiquement, nos récepteurs du plaisir saturent à un moment donné, procurant une anesthésie de nos sens. C'est la même chose avec le bonheur. Pour continuer à ressentir un parfait bien-être, nous devons en permanence changer, stimuler, modifier.

Provoquer le changement

Dans une relation amoureuse, il peut y avoir changement sans changement. Ainsi, un homme ou une femme peuvent changer régulièrement de partenaire, mais reproduire en permanence la même relation. Imaginez des rencontres successives qui se feraient toujours dans le même restaurant, avec la même façon de raconter son passé, les mêmes histoires pour se valoriser, des compliments qui se ressemblent et des étreintes identiques, etc.

Une autre histoire peut alors certes débuter, mais en réalité, c'est la même qui recommence. Le bonheur ne sera pas au rendez-vous, aussi bien pour un couple dont les habitudes sont identiques pendant des années, que pour les amoureux compulsifs, qui reproduisent toujours des schémas similaires. Toute forme de bulle créée pour se protéger des agressions extérieures asphyxie et détruit.

Le changement est donc à adopter à tous les niveaux. La façon dont on se lave les dents peut paraître anodine mais elle constitue un exemple intéressant. Voilà un geste que nous effectuons mécaniquement deux à trois fois par jour. Une bonne façon de booster son cerveau est de se brosser les dents un jour sur deux avec l'autre main, par exemple la gauche pour les droitiers. Les études scientifiques ont montré que lorsqu'on initie une nouvelle activité, on développe une nouvelle zone du cerveau. En changeant, nous augmentons la sécrétion des hormones du plaisir et nous musclons davantage notre cerveau (voir *supra*).

Aussi, pour parvenir à la sensation d'être heureux, placez-vous dans la même posture que la personne qui tombe amoureuse, c'est-à-dire en vous rendant disponible et ouvert, à l'affût de nouvelles sensations. Dans une journée, l'annonce d'une bonne nouvelle qui vous surprend aura un effet démultiplicateur de plaisir, contrairement à la nouvelle attendue. L'état d'esprit dans lequel vous vous situez avant un événement est très important. Par exemple, si vous partez dîner avec des amis dans votre restaurant favori en imaginant les moments heureux que vous allez partager, en mettant en valeur les qualités de chacun, les bons plats de la carte, cela change tout. Se concentrer sur les aspects positifs et y penser sur le chemin permet de décupler les sensations agréables et de les faire durer.

Toujours avoir un objectif

Le carburant pour être plus heureux, c'est d'avoir en permanence des projets et des objectifs, et ce, à court, moyen et long terme. Repoussez vos limites, apprenez de nouvelles langues étrangères, découvrez des instruments de musique, partez dans des régions inconnues. Dans votre vie professionnelle, demandez des formations, restez à l'affût des offres qui s'affichent sur le marché ou reprenez des études.

Comme nous l'avons dit plus haut, il est néanmoins important de vous fixer un seul objectif à la fois. Mais sachez qu'il ne reste que la mort comme objectif à une personne qui vit sans projet. Cette affirmation peut sembler extrême, mais une vie sans but, telle que nous l'avons évoquée, est une cause de dépression et d'addictions.

Laisser une place aux loisirs

Il ne faut pas rechercher de moments précis pour rire ou pour se relaxer : chaque instant est le meilleur. Il suffit juste de s'ouvrir et d'en profiter. Le bonheur peut surgir n'importe où, n'importe quand. Trouver un moment pour se détendre dans la journée, c'est faire l'école buissonnière de la routine et avaler une pastille d'insouciance alors même que l'on est débordé : faire du shopping pendant la pause déjeuner, se rendre à un cours de yoga ou de fitness, passer un long moment avec un ami au téléphone alors que l'on n'a pas une minute à soi, voilà de précieux générateurs de bien-être. Ces pauses sont vitales et font chuter le stress et la tension. Elles permettent de repartir heureux et du bon pied.

Un sondage britannique portant sur 1 500 personnes a montré que ceux qui cultivent leur jardin sont plus heureux que les autres : 80 % des jardiniers s'estiment heureux de leur vie contre 67 % chez les non-jardiniers ;

93 % de ceux qui jardinent ont estimé que ce loisir améliore leur humeur. Tout le monde ne disposant pas d'un jardin, les questions ont ensuite porté sur les loisirs : 78 % de ceux qui pratiquent régulièrement la marche, 75 % des pêcheurs à la ligne et 73 % des assidus aux jeux vidéo se déclaraient heureux par rapport aux 57 % des inactifs ne pratiquant aucun loisir. Il est fondamental de garder du temps pour réaliser des loisirs, qui nous permettent de nous épanouir.
Le quotidien a tendance à nous faire jouer toujours la même partition alors que nous pouvons composer des centaines de nouvelles symphonies. Les loisirs sont une porte ouverte à la créativité et aux récréations qui libèrent des tensions. Ne considérez pas non plus l'activité choisie avec trop de sérieux, car vous risquez de passer à côté de l'essentiel – la détente et le rire – et de vous replonger dans le stress et la tension. Laissez ressurgir votre désinvolture d'enfant pour en profiter !

Vivre à deux, c'est mieux !

Des études scientifiques récentes indiquent que les personnes vivant en couple présentent moins de risques d'être atteintes par les maladies cardiovasculaires. Ces données sont valables pour les hommes comme pour les femmes. Le fait de partager, d'être à deux, permet de diminuer le stress et de créer un tampon amortisseur face aux difficultés qui peuvent survenir. Notons qu'une solide amitié entre deux êtres peut produire les mêmes effets bénéfiques pour la santé. L'amitié et l'amour sont des moteurs du bien-être et du bonheur au quotidien et si vous vous sentez seul, il n'est jamais trop tard pour aller à la rencontre de nouvelles connaissances.
Le couple est donc une source de stabilité et de bonheur. Mais c'est aussi un équilibre précaire, dont il est essentiel de redéfinir régulièrement le centre de gravité. Il faut

être attentif à son mode de vie en cassant la routine dès que possible, savoir décrypter les signaux que le partenaire émet, et ne pas partir du principe qu'on peut se laisser aller puisque l'amour de l'autre est acquis. Réussir son couple nécessite de la créativité, de l'imagination, une écoute de chaque instant et un renouvellement permanent. Gardez à l'esprit que votre conjoint n'est pas parfait, mais qu'il est parfait pour vous.

Décider de son horoscope

Les résultats d'une étude réalisée aux États-Unis sur l'influence de l'horoscope sur le mode de vie sont édifiants. En effet, beaucoup d'entre nous lisent leur horoscope sans vraiment y croire. Toutefois, cela laisse des traces au niveau de notre inconscient. Car ces prédictions poussent à être indulgent envers soi-même, à se trouver des excuses quand les choses ne vont pas, comme si l'on n'y pouvait rien parce que l'alignement des planètes et la fatalité sont seuls responsables.
Dire qu'une période est propice ou non pour entreprendre quelque chose ne dépend que de vous. Décrétez que vous écrivez chaque jour votre propre horoscope en cohérence avec vos désirs et vos objectifs réels. Cette fois, les choses ont toutes les chances de se réaliser et de vous rendre heureux. Il ne faut jamais laisser les autres décider à votre place de ce qui vous convient ou pas. Vous seul pouvez décider de votre avenir par rapport à ce que vous ressentez vraiment.

S'ouvrir à la beauté

Le bonheur est une succession de moments de grâce. La contemplation de la beauté peut être l'un de ces instants suspendus. La beauté des êtres, des paysages, d'une œuvre d'art nous transporte en un instant dans un autre monde. Elle fait du bien et révèle les meilleures parties de nous-même. Elle donne du relief, de l'intensité, une perspective inattendue et prodigieuse à la vie. Elle peut exister partout, à condition que l'on s'ouvre pour pouvoir la capter et faire qu'elle se révèle : une musique, un faisceau de lumière sur un clocher, un visage que l'on croise au détour d'une rue et que l'on ne reverra plus jamais.

Ce qui est troublant, c'est le contraste entre l'aspect superficiel de la beauté et le fait qu'elle nous touche au plus profond. La beauté se présente comme une évidence : elle procure le sentiment d'une totale cohérence entre la forme et le fond. Combien de personnes vivent un grand décalage entre ce qu'elles sont et ce qui se passe dans leur quotidien ? La beauté montre en un éclair comment se recentrer. Elle donne envie d'avoir une vie qui vous ressemble. Elle est l'inverse du faux et du mensonge : elle est l'authenticité dans toute sa dimension.

La beauté ne s'offre pas toujours de façon fugace et inattendue. Parfois, il faut la construire pour y accéder. Imaginez votre chambre. Vous travaillez sa décoration, ses couleurs, la sensation produite par les draps et les couvertures dont vous avez choisi les tissus qui vous réconfortent, la disposition des meubles pour en faire une pièce apaisante. En l'observant, en faisant correspondre les objets avec ce qui vous parle, vous arrivez à une sensation d'harmonie et de plénitude. Il s'agit dans ce cas d'une beauté que je qualifierais de « progressive », différente des coups de foudre qui nous bouleversent. Ces moments précieux doivent devenir des tremplins pour apprendre à mieux se connaître et à se dépasser jour après jour. Aussi, la beauté est une porte ouverte pour découvrir sa propre vérité et éviter de passer du compromis à la compromission.

Être soi-même

Il existe néanmoins une face noire à la beauté, qui peut totalement nuire à la santé : vouloir à tout prix accéder à un idéal physique impossible. Les publicités renvoient en permanence des critères de beauté qui sont illusoires. On cherche à copier des icônes de mode parfaites ou des stars étincelantes. En réalité, grâce à des logiciels de retouches photo, tous les défauts – réels ou estimés – sont corrigés. Certains d'entre nous veulent donc ressembler à de pures fictions ! Quand il s'agit de minceur extrême, le risque d'anorexie est important, particulièrement chez les jeunes filles. Le culte de la jeunesse risque aussi de faire tomber dans le piège de la chirurgie esthétique à outrance. Chaque âge possède sa propre beauté ; si les ressorts deviennent différents, ils sont tout autant séduisants. Accepter les signes de maturité comme des atouts pour séduire peut modifier la donne. Imaginez une femme qui fait tout pour essayer de conserver sa voix de jeune fille. Elle s'escrime à prendre un ton d'adolescente, pour que son timbre s'apparente à celui d'une fille de 16 ans. En essayant de dissimuler la véritable nature de sa voix, elle devient vulnérable, comme si elle essayait de cacher une maladie honteuse. Elle ne croit plus en elle. Je pense alors à la phrase de William Shakespeare : « C'est de ta peur que j'ai peur. »

Nous fonctionnons en miroir. Nous émettons les signaux que nous ressentons en secret. Nous pouvons abîmer notre image en pensant bien faire. Avec l'âge, la voix gagne en maturité, en assurance et en profondeur. Elle devient plus grave, ce qui la rend séduisante. Au lieu de chercher à gommer cette évolution physiologique naturelle, il faut au contraire la travailler et la mettre en valeur pour rayonner davantage. Si vous aimez votre voix, vous pourrez avec l'expérience et l'entraînement la manier avec aisance comme un instrument de musique pour enchanter vos interlocuteurs. Si vous la maquillez, vous perdez en authenticité et en naturel. Travaillez les forces qui sont en vous.

Je citerai notamment cette étude qui a porté sur des jumeaux. Il a été démontré que ceux qui paraissaient les plus âgés vivaient moins longtemps. Les chercheurs ont également établi un lien entre l'âge apparent et la longueur des télomères (voir *supra*). Les recherches médicales sur la prévention du vieillissement arrivent ainsi à la conclusion que la vraie beauté se voit à travers la qualité de la peau, signe d'un corps sain et bien oxygéné. Le secret de notre beauté est donc entre nos mains et nous ne pouvons pas tricher. À quoi bon faire de la chirurgie esthétique pour un fumeur qui se surexpose au soleil ? Les résultats montreront une peau tendue, sans expression ni uniformité, qui a perdu son éclat.

Savourer ce que l'on a

Apprendre à être heureux avec ce que l'on a, c'est porter un regard positif sur ce qui constitue nos vies. Cela est prouvé scientifiquement : au-delà d'un certain seuil, l'argent et le confort n'apportent pas de bonheur supplémentaire. Il en va de même avec la vie. Notre aptitude au bonheur ne dépend pas totalement des événements extérieurs, mais elle est soumise à nos capacités mentales.

Observez ces familles nombreuses, qui vivent avec très peu de moyens, dans l'harmonie et l'amour. Pensez à ces riches *traders*, qui rentrent seuls dans leur luxueux appartement après avoir travaillé dix-huit heures d'affilée dans les cris et le stress. Comparez ceux qui ont choisi de quitter une profession qui ne leur convenait pas pour s'épanouir dans une nouvelle activité avec

ces familles « parfaites », qui s'acharnent par tous les moyens à s'adapter aux conventions sociales. Lesquels sont les plus heureux, à votre avis ?
À chaque instant, sachez inventer votre propre vie, apportez de nouveaux carburants pour irriguer l'amour et l'affection des êtres qui vous sont chers, continuez à garder le pouvoir d'émerveillement de l'enfance sur les petits plaisirs quotidiens.

Se récompenser

Lorsque vous menez un projet à terme, la meilleure récompense viendra de la satisfaction que vous ressentirez. Vous pouvez célébrer cet événement en vous offrant un cadeau, en passant une journée de repos en pleine semaine à vous faire masser ou à vous promener dans votre parc préféré. Et savoir se récompenser, c'est aussi savoir récompenser les autres. Idem avec la gratitude. Mais si penser sans cesse à vos proches est louable, ne vous oubliez pas dans un excès d'altruisme.
Imaginez une personne qui vous donne tout et ne garde rien pour elle. Vous vous sentez redevable et coupable d'accepter, ce qui dénature son geste qui, à l'origine, était sans arrière-pensées.
À l'inverse, ceux qui disent « oui » à tout, qui se sacrifient constamment pour les autres, peuvent brusquement devenir aigris, voire méchants. Ils attendaient quelque chose en retour, et n'ont pas compris que leur attitude était en fait une quête désespérée d'amour, car ils ne s'aiment pas assez eux-mêmes.

Préserver son énergie

Notre réserve d'énergie n'est pas infinie, et sa quantité est limitée. Chaque jour, il convient donc de la gérer au mieux. Pour éviter de nous user trop vite au cours

de la journée, nous devons préserver notre capital pour l'essentiel. Écartez par exemple de votre cercle les personnes négatives, « pompeuses d'énergie ». Après une rencontre, analysez ce que vous ressentez. Cet échange vous a-t-il dynamisé ou au contraire épuisé ?
La réponse à cette simple question permettra de sélectionner ceux qui vous apportent un courant positif et d'esquiver ou d'abréger les rencontres négatives. Le bonheur implique un certain niveau d'énergie vitale. Évitez les soit-disant obligations qui ne sont pas nécessaires et qui vous laissent un arrière-goût d'inutilité et d'ennui. Ne vous forcez pas à sortir pour faire plaisir si vous aviez prévu autre chose. Écoutez aussi votre corps. Si vous êtes fatigué, rien ne vous empêche de décaler un dîner ou un verre informel entre amis – sauf grandes occasions, évidemment ! – simplement en leur disant la vérité.

Never complain, never explain

Pour être heureux, arrêtons de nous plaindre ! Nous avons tous les jours de bonnes raisons de nous lamenter : une météo maussade, un rhumatisme, une mauvaise nuit, trop de travail, une grève des transports, etc. Le simple fait d'en parler aux autres va amplifier ce ressenti, d'autant plus s'ils vous plaignent. À partir du moment où ils vous diront avec un air de circonstance : « Mon pauvre, tu n'as pas de chance », vous entrerez dans la spirale du mal-être.
À force de répéter que quelque chose ne va pas, on finit par se convaincre soi-même que toute notre vie n'est qu'une succession d'ennuis. Laissez de côté les petits détails du quotidien et passez à autre chose. Recherchez le coin de ciel bleu au milieu des nuages et ne pensez plus qu'à ça. Vous regagnerez ainsi naturellement la spirale du bonheur.

Gratter pour gagner

De nombreuses personnes perçoivent le fait de se gratter comme le moyen de soulager une démangeaison : piqûre de moustique, laine qui irrite, petite allergie, etc. Les ongles qui grattent la peau ont pour mission de régler le problème sans attendre. Ceux qui vous observent ajoutent souvent : « Ne gratte pas, ça va gratter encore plus », ou « À force de te gratter, tu vas t'arracher la peau ». Une démangeaison peut avoir de nombreuses origines : une allergie alimentaire, médicamenteuse ou liée à un produit cosmétique, des piqûres d'insectes, des puces ou des poux, du psoriasis, etc.
À titre d'exemple, des démangeaisons récurrentes à l'anus évoquent des oxyures, petits parasites qui nécessitent un traitement médical spécifique et une parfaite hygiène des mains pour éviter les récidives. En effet, les oxyures se transmettent par des sujets qui portent leurs mains sales à la bouche en sortant des toilettes. Il faut également penser à garder des ongles courts et bien brossés. Au niveau vaginal, il peut s'agir de phénomènes infectieux ou de mycoses qui nécessitent une consultation médicale. Dans les parties pileuses génitales, on peut trouver des morpions.
Mais quel peut être le rapport entre le fait de se gratter et le bonheur ? Eh bien, sachez que se gratter n'est pas seulement une solution pour soulager une démangeaison ponctuelle. C'est une méthode naturelle et sans danger pour ressentir du bien-être. Des chercheurs ont découvert que le fait de se gratter activait des circuits de la récompense et du plaisir au niveau du cerveau. Ils ont d'abord pensé que la meilleure zone était le dos. En fait, les résultats de l'étude ont mis en évidence que la zone du corps la plus réactive se situait au niveau de la cheville, qui est d'ailleurs beaucoup plus facile d'accès. Pour réaliser cette étude, les volontaires ont

induit des démangeaisons en utilisant des végétaux qui provoquaient un prurit. Dans un second temps, ils ont analysé les zones qui généraient le plus de plaisir à être grattées. Ils ont constaté que le plaisir diminuait vite au niveau du dos, alors qu'au niveau de la cheville, les sensations agréables duraient plus longtemps, et ce, même après la disparition de la démangeaison.
Se gratter est un phénomène contagieux : voir quelqu'un se gratter nous donne envie de faire de même. Comme pour le bâillement, ce sont les neurones miroirs qui s'activent et qui font que nous ressentons le « gratouillis » de l'autre. Une différence toutefois : c'est la peur d'être contaminé par des parasites ou soumis au même allergène qui augmente notre réaction !
Je différencie deux types de grattage. Le grattage « solution rapide » pour calmer une démangeaison intempestive et le grattage « plaisir ». Ils n'ont rien à voir. Le grattage « plaisir » de la cheville se provoque en se frottant lentement pour activer les circuits de récompense et de plaisir au niveau du cerveau. Le grattage agit alors comme un médicament pour lutter contre l'anxiété et contribue à une meilleure détente et à une sensation de relaxation. Vous voyez donc que le bonheur réside parfois dans des plaisirs tout à fait anodins !
Les émotions positives se traduisent rapidement par des changements biochimiques bénéfiques au niveau du corps humain. C'est la découverte que viennent de faire des scientifiques californiens en démontrant un lien direct entre la perception agréable des émotions et une bonne santé.
Nos émotions positives ont des origines multiples. La première étape est de se montrer réceptif pour les recevoir. Prendre le temps d'admirer un coucher de soleil, un paysage, la beauté d'un tableau ou d'une symphonie, c'est laisser entrer en soi des ondes de bien-être et de

bonheur. C'est s'ouvrir à de nouvelles expériences qui font du bien.

Les chercheurs ont mis en évidence que cela induisait une chute des cytokines. Or, celles-ci sont des indicateurs de l'état inflammatoire de l'organisme. Lorsqu'elles sont en excès, les cytokines constituent un facteur de risque de maladies cardio-vasculaires, de diabète ou d'Alzheimer. Elles interfèrent aussi avec l'action bénéfique des hormones du bonheur comme la dopamine ou la sérotonine.

S'ouvrir à la beauté et aux émotions positives, c'est laisser entrer un rayon de soleil dans sa maison et permettre à son organisme de faire jaillir des sources naturelles de protection contre les agressions... Avec des moyens simples et à la portée de tous, nous pouvons nous rendre heureux et en parfaite santé.

CONCLUSION

Dans les années 1980, les scientifiques pensaient que tout était inscrit dès la naissance et que la génétique distribuait toutes les cartes. Nous étions alors soumis à un destin inéluctable. Heureusement, les progrès médicaux ont mis en évidence que la génétique ne pèse en fait qu'à hauteur de 15 % sur notre santé. Certes, le génome correspond à notre héritage génétique, mais les découvertes montrent que selon les circonstances (mode de vie, alimentation, tabagisme, etc.) les gènes peuvent être activés ou pas. Et cela change tout ! Des gènes peuvent donc devenir actifs ou silencieux. C'est ainsi qu'est née l'épigénétique, une discipline qui étudie les effets de notre environnement sur nos gènes. Nous disposons au départ de bonnes et de mauvaises cartes. Grâce à la façon dont nous entretenons notre corps et notre esprit, nous pouvons activer en permanence les bonnes cartes et laisser les mauvaises en sommeil.

À partir de 45 ans, nous devons tout mettre en œuvre pour traverser les années à venir sans encombre. En effet, plus nous avançons en âge, plus nos défenses immunitaires diminuent. Les protections naturelles de la jeunesse, qui constituaient des boucliers efficaces contre les maladies, s'effritent. Il existe cependant des moyens astucieux de jouer la partie pour se protéger de maladies redoutables. Soyez aux avant-postes pour repérer immédiatement le moindre dysfonctionnement. Agissez sans attendre pour activer les nouveaux systèmes puissants de self-défense.

Nous vivons une époque formidable de la médecine. Les découvertes récentes pulvérisent les vérités d'autrefois. Le vieillissement, contrairement aux idées reçues, n'est pas inéluctable. La durée de vie s'allonge. D'incroyables découvertes sont venues des laboratoires de recherche. Il a été possible, en prenant des cellules de centenaires, de les faire rajeunir, comme si elles remontaient le fil du temps. Elles ont été reprogrammées et sont devenues des cellules souches, qui sont à l'origine de la vie et capables de construire n'importe quel organe. Pour l'instant, ces travaux n'ont pas encore été menés sur l'homme, mais tout laisse à croire que cela sera possible demain. Une nouvelle voie est ainsi ouverte, merveilleuse, qui va permettre de franchir des étapes aussi surprenantes que l'a été un jour le fait de marcher sur la lune. L'expérience qui a été conduite démontre donc que le vieillissement n'est pas un obstacle au rajeunissement des cellules, même aux âges extrêmes de la vie. C'est aussi un message qui nous rappelle que selon notre mode de vie, nos actions, nos engagements, nous pouvons accélérer ou freiner la courbe du temps. C'est un signal fort pour mettre toutes les chances de notre côté et essayer de tenir le plus longtemps possible en bonne santé, le temps que ces recherches exceptionnelles soient à notre disposition. Nous allons être les premiers témoins de cette révolution médicale. Les chercheurs qui rendent immortelles des cellules mortelles ouvrent un champ du possible qui était encore inimaginable il y a quelques années.

Donnez à votre corps ce qu'il y a de mieux. Vous disposez de puissantes possibilités d'autoguérison. Mais l'inverse est vrai aussi. Vous pouvez vous user prématurément et tomber malade. Comme une maman qui surveille avec vigilance son bébé, devenez votre propre nounou bienveillante. Pour être en bonne santé et surtout le rester, il est essentiel de connaître les règles précises qui ont fait leurs preuves. Nous bénéficions aujourd'hui d'études scientifiques internationales de grande qualité pour savoir exactement ce qui est bon ou nocif pour nous. C'est comme un code de la route pour éviter les accidents. Nous sommes les conducteurs et les premiers acteurs de notre santé.

J'ai rédigé pour vous cette ordonnance qui vous fera du bien toute la vie en vous permettant de jouir d'une parfaite santé.

Pour leurs avis experts, leurs conseils judicieux et surtout pour leur amitié qui m'a accompagné pendant la longue rédaction de cet ouvrage, je tiens à remercier mes éditeurs Richard Ducousset et Lise Boëll, les professeurs Selim Aractingi, Michel Aubier, Fabrice Bonnet, Jean-Marc Chevallier, Gérard Friedlander, Albert Hagege, Michel Lejoyeux, Denis Safran et Pierre Weinmann, ainsi que Caroline Bee, Monsieur l'Abbé Alain de la Morandais, Marie Saldmann, Antonin Saldmann et Bernard Werber.

Frédéric Saldmann

BIBLIOGRAPHIE

Allais G, Rolando S, Castagnoli Gabellari I *et al.* (2012), « Acupressure in the control of migraine-associated nausea », *Neurological Sciences*, vol. 33, suppl. 1, p. S207-10.

Babel M, McGuire G, King J (2014), « Towards a more nuanced view of vocal attractiveness », *PLoS One*, vol. 9, n° 2, e88616.

Banbury S, Berry CD (1998), « Disruption of office-related tasks by speech and office noise », *British Journal of Psychology*, vol. 89, n° 3, p. 499-517.

Banni S, Carta G, Murru E *et al.* (2012), « Vagus nerve stimulation reduces body weight and fat mass in rats », *PLoS One*, vol. 7, n° 9, e44813.

Barker S, Grayhem P, Koon J *et al.* (2003), « Improved performance on clerical tasks associated with administration of peppermint odor », *Perceptual and Motor Skills*, vol. 97, n° 3 (Pt 1), p. 1007-10.

Berlan M (2005), « Effet de l'entraînement à jeun et différences sexuelles », Journées de la nutrition appliquées à la science (JONAS), Paris, Institut Pasteur, 13/14 janvier 2005.

Berthoud HR, Neuhuber WL (2000), « Functional and chemical anatomy of the afferent vagal system », *Autonomic Neuroscience*, vol. 85, n° 1-3, p. 1-17.

Berthoud HR (2008), « The vagus nerve, food intake and obesity », *Regularoty Peptides*, vol. 149, n° 1-3, p. 15-25.

Biswas NM, Chaudhuri A, Sarkar M, Biswas R (1996), « Effect of ascorbic acid on *in vitro* synthesis of testosterone in rat testis », *Indian Journal of Experimental Biology*, vol. 34, n° 6, p. 612-3.

Brody S (2002), « High-dose ascorbic acid increases intercourse frequency and improves mood : A randomized controlled clinical trial », *Biological Psychiatry*, vol. 52, n° 4, p. 371-4.

Bugajski AJ, Gil K, Ziomber A *et al.* (2007), « Effect of long-term vagal stimulation on food intake and body weight during diet induced obesity in rats », *Journal of Physiology and Pharmacology*, vol. 58, suppl. 1, p. 5-12.

Buhmann H, le Roux CW, Bueter M (2014), « The gut-brain axis in obesity », *Best Practice and Research Clinical Gastroenterology*, vol. 28, n° 4, p. 559-71.

Cai T, Gacci M, Mattivi F, Mondaini N *et al.* (2014), « Apple consumption is related to better sexual quality of life in young women », *Archives of Gynecology and Obstetrics*, vol. 290, n° 1, p. 93-8.

Camilleri M, Toouli J, Herrera MF *et al.* (2009), « Selection of electrical algorithms to treat obesity with intermittent vagal block using an implantable medical device », *Surgery for Obesity and Related Diseases*, vol. 5, n° 2, p. 224-9.

Chellappa SL, Steiner R, Oelhafen P *et al.* (2013), « Acute exposure to evening blue-enriched light impacts on human sleep », *Journal of Sleep Research*, vol. 22, n° 5, p. 573-80.

Cianchetti C, Cianchetti ME, Pisano T, Hmaidan Y (2009), « Treatment of migraine attacks by compression of temporal superficial arteries using a device », *Medical Science Monitor*, vol. 15, n° 4, p. 185-8.

Cianchetti C, Ledda MG, Serci MC, Madeddu F (2010), « Painful scalp arteries in migraine », *Journal of Neurology*, vol. 257, n° 10, p. 1642-7.

Cianchetti C, Serci MC, Pisano T, Ledda MG (2010), « Compression of superficial temporal arteries by a handmade device : A simple way to block or attenuate migraine attacks in children and adolescents », *Journal of Child Neurology*, vol. 25, n° 1, p. 67-70.

Costa PT Jr, Weiss A, Duberstein PR *et al.* (2014), « Personality facets and all-cause mortality among Medicare patients aged 66 to 102 years : A follow-on study of Weiss and Costa (2005) », *Psychosomatic Medicine*, vol. 76, n° 5, p. 370-8.

Covinsky KE, Lindquist K, Dunlop DD, Yelin E (2009), « Pain, functional limitations, and aging », *Journal of the American Geriatrics Society*, vol. 57, n° 9, p. 1556-61.

Cuzick J, Otto F, Baron JA *et al.* (2009), « Aspirin and non-steroidal anti-inflammatory drugs for cancer prevention : An international consensus statement », *The Lancet Oncology*, vol. 10, n° 5, p. 501-7.

Daly DM, Park SJ, Valinsky WC, Beyak MJ (2011), « Impaired intestinal afferent nerve satiety signalling and vagal afferent excitability in diet induced obesity in the mouse », *The Journal of Physiology*, vol. 589, n° 11, p. 2857-70.

Dawson EB, Evans DR, Harris WA, McGanity WJ (1999), « The effect of ascorbic acid supplementation on the nicotine metabolism of smokers », *Preventive Medicine*, vol. 29, n° 6 (Pt 1), p. 451-4.

De Bloom J, Kompier M, Geurts S *et al.* (2009), « Do we recover from vacation ? Meta-analysis of vacation effects on health and well-being », *Journal of Occupational Health*, vol. 51, n° 1, p. 13-25.

De Lartigue G, Barbier de la Serre C, Espero E *et al.* (2011), « Diet-induced obesity leads to the development of leptin resistance in vagal afferent neurons », *American Journal of Physiology. Endocrinology and Metabolism*, vol. 301, n° 1, p. 187-95.

De Lartigue G, de La Serre CB, Raybould HE (2011), « Vagal afferent neurons in high fat diet-induced obesity ; intestinal microflora, gut inflammation and cholecystokinin », *Physiology and Behavior*, vol. 105, n° 1, p. 100-5.

De Lartigue G, Ronveaux CC, Raybould HE (2014), « Deletion of leptin signaling in vagal afferent neurons results in hyperphagia and obesity », *Molecular Metabolism*, vol. 3, n° 6, p. 595-607.

Dockray GJ (2014), « Gastrointestinal hormones and the dialogue between gut and brain », *The Journal of Physiology*, vol. 59, n° 14, p. 2927-41.

Dufouil C, Pereira E, Chêne G *et al.* (2014), « Older age at retirement is associated with decreased risk of dementia », *European Journal of Epidemiology*, vol. 29, n° 5, p. 353-61.

Escasa MJ, Casey JF, Gray PB (2011), « Salivary testosterone levels in men at a U.S. sex club », *Archives of Sexual Behavior*, vol. 40, n° 5, p. 921-6.

Fell GL, Robinson KC, Mao J *et al.* (2014), « Skin ß-endorphin mediates addiction to UV light », *Cell*, vol. 157, n° 7, p. 1527-34.

Field T, Hernandez-Reif M, Diego M *et al.* (2005), « Cortisol decreases and serotonin and dopamine increase following massage therapy », *International Journal of Neuroscience*, vol. 115, n° 10, p. 1397-413.

Fox EA, Biddinger JE, Jones KR *et al.* (2013), « Mechanism of hyperphagia contributing to obesity in brain-derived neurotrophic factor knockout mice », *Neuroscience*, vol. 15, n° 229, p. 176-99.

Frost G, Sleeth ML, Sahuri-Arisoylu M *et al.* (2013), « The short-chain fatty acid acetate reduces appetite *via* a central homeostatic mechanism », *Nature Communications*, n° 5, article 3611.

Gil K, Bugajski A, Kurnik M *et al.* (2009), « Physiological and morphological effects of long-term vagal stimulation in diet induced obesity in rats », *Journal of Physiology and Pharmacology*, vol. 60, suppl. 3, p. 61-6.

Greenway F, Zheng J (2007), « Electrical stimulation as treatment for obesity and diabetes », *Journal of Diabetes Science and Technology*, vol. 1, n° 2, p. 251-9.

Grill HJ (2010), « Leptin and the systems neuroscience of meal size control », *Frontiers in Neuroendocrinology*, vol. 31, n° 1, p. 61-78.

Gwaltney JM Jr, Hendley JO, Phillips CD *et al.* (2000), « Nose blowing propels nasal fluid into the paranasal sinuses », *Clinical Infectious Diseases*, vol. 30, n° 2, p. 387-91.

Hmaidan Y, Cianchetti C (2006), « Effectiveness of a prolonged compression of scalp arteries on migraine attacks », *Journal of Neurology*, vol. 253, n° 6, p. 811-2.

Hsieh CH (2010), « The effects of auricular acupressure on weight loss and serum lipid levels in overweight adolescents », *The American Journal of Chinese Medicine*, vol. 38, n° 4, p. 675-82.

Huang V, Munarriz R, Goldstein I (2005), « Bicycle riding and erectile dysfunction : An increase in interest (and concern) », *The Journal of Sexual Medicine*, vol. 2, n° 5, p. 596-604.

Ikramuddin S, Blackstone RP, Brancatisano A *et al.* (2014), « Effect of reversible intermittent intra-abdominal vagal nerve blockade on morbid obesity : The ReCharge randomized clinical trial », *JAMA*, vol. 312, n° 9, p. 915-22.

Kahn M, Fridenson S, Lerer R *et al.* (2014), « Effects of one night of induced night-wakings versus sleep restriction on sustained attention and mood : A pilot study », *Sleep Medicine*, vol. 15, n° 7, p. 825-32.

Kerrigan DC, Franz JR, Keenan GS, Dicharry J. *et al.* (2009), « The effect of running shoes on lower extremity joint torques », *PM&R.*, vol. 1, n° 12, p. 1058-63.

Kral JG, Paez W, Wolfe BM (2009), « Vagal nerve function in obesity : Therapeutic implications », *World Journal of Surgery*, vol. 33, n° 10, p. 1995-2006.

Kripke DF, Garfinkel L, Wingard DL *et al.* (2002), « Mortality associated with sleep duration and insomnia », *Archives of General Psychiatry*, vol. 59, n° 2, p. 131-6.

Lee P, Linderman JD, Smith S *et al.* (2014), « Irisin and FGF21 are cold-induced endocrine activators of brown fat function in humans », *Cell Metabolism*, vol. 19, n° 2, p. 302-9.

Leibovitch I, Mor Y (2005), « The vicious cycling : Bicycling related urogenital disorders », *European Urology*, vol. 47, n° 3, p. 277-86.

Levine ME, Suarez JA, Brandhorst S *et al.* (2014), « Low protein intake is associated with a major reduction in IGF-1, cancer, and overall mortality in the 65 and younger but not older population », *Cell Metabolism*, vol. 19, n° 3, p. 407-17.

Maron DJ, Lu GP, Cai NS *et al.* (2003), « Cholesterol-lowering effect of a theaflavin-enriched green tea extract : A randomized controlled trial », *Archives of Internal Medicine*, vol. 163, n° 12, p. 1448-53.

Marrone JA, Maddalozzo GF, Branscum AJ *et al.* (2012), « Moderate alcohol intake lowers biochemical markers of bone turnover in postmenopausal women », *Menopause*, vol. 19, n° 9, p. 974-9.

McFadden E, Jones ME, Schoemaker MJ *et al.* (2014), « The relationship between obesity and exposure to light at night : Cross-sectional analyses of over 100 000 women in the breakthrough generations study », *American Journal of Epidemiology*, vol. 180, n° 3, p. 245-50.

Nicholas A, Brody S, de Sutter P, de Carufel F (2008), « A woman's history of vaginal orgasm is discernible from her walk », *The Journal of Sexual Medicine*, vol. 5, n° 9, p. 2119-24.

Nicolle C, Gueux E, Lab C *et al.* (2004), « Lyophilized carrot ingestion lowers lipemia and beneficially affects cholesterol metabolism in cholesterol-fed C57BL/6J mice », *European Journal of Nutrition*, vol. 43, n° 4, p. 237-45.

Page AJ, Symonds E, Peiris M *et al.* (2012), « Peripheral neural targets in obesity », *British Journal of Pharmacology*, vol. 166, n° 5, p. 1537-58.

Partin SN, Connell KA, Schrader S. *et al.* (2012), « The bar sinister : Does handlebar level damage the pelvic floor in female cyclists ? », *The Journal of Sexual Medicine*, vol. 9, n° 5, p. 1367-73.

Paterson JR, Baxter G, Dreyer JS *et al.* (2008), « Salicylic acid sans aspirin in animals and man : Persistence in fasting and biosynthesis from benzoic acid », *Journal of Agricultural and Food Chemistry*, vol. 56, n° 24, p. 11648-52.

Pazda AD, Prokop P, Elliot AJ (2014), « Red and romantic rivalry : Viewing another woman in red increases perceptions of sexual receptivity, derogation, and intentions to mate-guard », *Personality and Social Psychology Bulletin*, vol. 40, n° 10, p. 1260-9.

Phillips T, Ferguson E, Rijsdijk F (2010), « A link between altruism and sexual selection : Genetic influence on altruistic behaviour and mate preference towards it », *British Journal of Psychology*, vol. 101, n° 4, p. 809-19.

Poljsak B, Godic A, Lampe T, Dahmane R (2012), « The influence of the sleeping on the formation of facial wrinkles », *Journal of Cosmetic and Laser Therapy*, vol. 14, n° 3, p. 33-8.

Prince PB, Rapoport AM, Sheftell FD *et al.* (2004), « The effect of weather on headache », *Headache*, vol. 44, n° 6, p. 596-602.

Ramnani P, Gaudier E, Bingham M *et al.* (2010), « Prebiotic effect of fruit and vegetable shots containing Jerusalem artichoke inulin : A human intervention study », *British Journal of Nutrition*, vol. 104, n° 2, p. 233-40.

Ravn-Haren G, Dragsted LO, Buch-Andersen T *et al.* (2013), « Intake of whole apples or clear apple juice has contrasting effects on plasma lipids in healthy volunteers », *European Journal of Nutrition*, vol. 52, n° 8, p. 1875-89.

Sallam HS, Chen JD (2011), « Colon electrical stimulation : Potential use for treatment of obesity », *Obesity* (Silver Spring), vol. 19, n° 9, p. 1761-7.

Seyfried F, le Roux CW, Bueter M (2011), « Lessons learned from gastric bypass operations in rats », *Obesity Facts*, vol. 4, suppl. 1, p. 3-12.

Sobocki J, Królczyk G, Herman RM *et al.* (2005), « Influence of vagal nerve stimulation on food intake and body weight-results of experimental studies », *Journal of Physiology and Pharmacology*, vol. 56, suppl. 6, p. 27-33.

Song GQ, Chen JD (2011), « Gastric electrical stimulation on gastric motility in dogs », *Neuromodulation*, vol. 14, n° 3, p. 271-7.

Stearns AT, Balakrishnan A, Radmanesh A *et al.* (2012), « Relative contributions of afferent vagal fibers to resistance to diet-induced obesity », *Digestive Diseases and Sciences*, vol. 57, n° 5, p. 1281-90.

Steptoe A, Deaton A, Stone AA (2015), « Subjective wellbeing, health, and ageing », *Lancet*, vol. 385, n° 9968, p. 640-8.

Svebak S (2008), « Health and sense of humour : Mortality », *Ugeskrift for Læger*, vol. 170, n° 51, p. 4199-201.

Thorat MA, Cuzick J (2013), « Role of aspirin in cancer prevention », *Current Oncology Reports*, vol. 15, n° 6, p. 533-40.

Val-Laillet D, Biraben A, Randuineau G, Malbert CH (2010), « Chronic vagus nerve stimulation decreased weight gain, food consumption and sweet craving in adult obese minipigs », *Appetite*, vol. 55, n° 2, p. 245-52.

Veillette M, Knibbs LD, Pelletier A *et al.* (2013), « Microbial contents of vacuum cleaner bag dust and emitted bioaerosols and their implications for human exposure indoors », *Applied and Environmental Microbiology*, vol. 79, n° 20, p. 6331-6.

Wehr E, Pilz S, Boehm BO, März W, Obermayer-Pietsch B (2010), « Association of vitamin D status with serum androgen levels in men », *Clinical Endocrinology*, vol. 73, n° 2, p. 243-8.

Ybarra O, Burnstein E, Winkielman P *et al.* (2008), « Mental exercising through simple socializing : Social interaction promotes general cognitive functioning », *Personality and Social Psychology Bulletin*, vol. 34, n° 2, p. 248-59.

Zhu Y, Hsu WH, Hollis JH (2013), « Increasing the number of masticatory cycles is associated with reduced appetite and altered postprandial plasma concentrations of gut hormones, insulin and glucose », *British Journal of Nutrition*, vol. 110, n° 2, p. 384-90.

Ziomber A, Juszczak K (2009), « Magnetically induced vagus nerve stimulation and feeding behavior in rats », *Journal of Physiology and Pharmacology*, vol. 60, n° 3, p. 71-7.

Table

Dr Frédéric Saldmann au Livre de Poche

Le meilleur médicament, c'est vous ! n° 33606

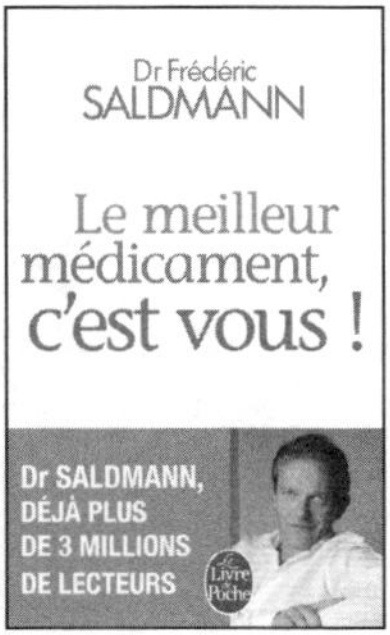

À rebours d'une médicalisation excessive et systématique, notre corps est, sans que nous le sachions, notre plus grande ressource. Il détient des capacités inouïes, infiniment plus efficaces que nombre de médicaments. Ces pouvoirs, il suffit de les activer : en découvrant les gestes qui guérissent, les vrais aliments santé, en oubliant les régimes... Dans cet ouvrage, le docteur Frédéric Saldmann donne les clés pour prendre sa santé en main et consolider tous les domaines qui la composent (alimentation, poids, allergies, sommeil, sexualité, vieillissement...), afin de mieux se protéger avec des moyens à notre portée, passer au travers des maladies et profiter pleinement de la vie.

DU MÊME AUTEUR :

Oméga 3, Ramsay, 1995.

Les Nouveaux Risques alimentaires, Ramsay, 1997 ; J'ai Lu, 1999.

Libre de maigrir, Ramsay, 1998.

La Cuisine à vivre (avec Michel Guérard), Éditions n° 1, 2000.

Le Bon Usage des vitamines, Éditions n° 1, 2001.

On s'en lave les mains. Tout connaître des nouvelles règles de l'hygiène, Flammarion, 2007 ; J'ai Lu, 2008.

Le Grand Ménage – Tout ce qu'il faut éliminer pour être en bonne santé, Flammarion, 2008 ; J'ai Lu, 2009.

Les Petites Hontes : récits, Flammarion, 2009.

Les Nouvelles Épidémies, comment s'en protéger (avec le Pr François Bricaire), Flammarion, 2009.

La Vie et le Temps. Les nouveaux boucliers anti-âge, Flammarion, 2011 ; J'ai Lu, 2012.

Le meilleur médicament, c'est vous !, Albin Michel, 2013 ; Le Livre de Poche, 2016.

PAPIER À BASE DE
FIBRES CERTIFIÉES

Le Livre de Poche s'engage pour
l'environnement en réduisant
l'empreinte carbone de ses livres.
Celle de cet exemplaire est de :
450 g éq. CO_2
Rendez-vous sur
www.livredepoche-durable.fr

Composition réalisée par NORD COMPO

Achevé d'imprimer en juillet 2017, en France sur Presse Offset par
Maury Imprimeur – 45330 Malesherbes
N° d'imprimeur : 218912
Dépôt légal 1re publication : août 2017
LIBRAIRIE GÉNÉRALE FRANÇAISE – 21, rue du Montparnasse – 75298 Paris Cedex 06

32/6279/1